鍼灸と湯液の症例100選
付記　治療雑話

池田 政一 著

たにぐち書店

はじめに

　鍼灸はもちろんのこと、湯液でも、最後は治療家の感性により治療する。解りやすく言うと、患者を診察していて閃いたとおりに治療するのである。しかし、何もないと閃きようがない。そこで診察方法などの修練を積み、治療技術を磨いていく。

　学問としては基礎的なものは当然として、『素問』、『霊枢』、『難経』、『傷寒論』、『金匱要略』、『神農本草経』などの古典書物を読み、次いで『諸病源候論』、『甲乙経』、『黄帝内経明堂』なども調べ、千金、外台に進み、李東垣、朱丹渓なども読み、明、清時代の書物に及べば万全である。

　翻って。ここに記した症例を読み返してみると、具体的な経穴名や薬方は挙げたが、閃きの部分は表現のしようがない。それでも本書を読めば何か感じるところがあるかもしれない。

　もし何も感じない人は私の治療を見学すればよい。もちろん見学者が多いのは歓迎しないし、治すことが目的でない人は、なおのこと歓迎しないが、どうしても解らない人は来てみればよい。百聞は一見に如かず、である。

鍼灸と湯液の症例100選 — 目次

はじめに

001	逆子	13
002	両手指と右足背部と左膝痛	15
003	顔面神経麻痺	19
004	不妊症 1	23
005	不妊症 2	27
006	不妊症 3	29
007	不妊症 4	31
008	不妊症 5	33
009	子供が創れない	35
010	不妊症 6	37
011	不妊症 7	39
012	精力がない	41
013	頭痛・肩こり等	43
014	坐骨神経痛 1	45
015	坐骨神経痛 2	49
016	坐骨神経痛 3	51
017	坐骨神経痛 4	53
018	坐骨神経痛とぎっくり腰	57

019	膝関節痛と湿疹	59
020	肩こり、頭痛	61
021	咽喉痛	63
022	湿疹	65
023	妊娠中の不眠	67
024	登校拒否	69
025	難聴と耳鳴り	73
026	クローン病	75
027	膀胱炎と坐骨神経痛	79
028	疲労	81
029	過呼吸	83
030	肩関節痛	87
031	頸から上の汗	89
032	みぞおちの痛み	91
033	ふらつき	93
034	不妊症 8	95
035	食事時にむせる	97
036	乳腺炎と乳汁不足	99
037	糖尿病と下痢	101
038	往来寒熱	105
039	慢性膵炎	109
040	腰痛と足の震え	111
041	痔瘻 1	113

０４２	発熱 1	115
０４３	発熱 2	117
０４４	心臓病	119
０４５	舌炎	121
０４６	自律神経失調症 1	123
０４７	更年期障害	125
０４８	黄斑変性	127
０４９	肝臓と腎臓が悪い	129
０５０	急性の坐骨神経痛 1	133
０５１	上腕部痛	135
０５２	潰瘍性大腸炎 1	137
０５３	喉に何か詰まった感じ 1	139
０５４	喉に何か詰まった感じ 2	141
０５５	肝硬変の腹水	143
０５６	慢性の頭痛	145
０５７	食欲不振	147
０５８	五十肩と糖尿病と閉経	149
０５９	出産が遅れている	151
０６０	急性の坐骨神経痛 2	153
０６１	急性の五十肩	155
０６２	急性の腰痛	157
０６３	急性の副鼻腔炎	159
０６４	肋間神経痛 1	161

065	嘔吐と胃痛	163
066	臀部の湿疹	165
067	産後の頭痛	167
068	めまい 1	169
069	逆子と産後	171
070	難聴と腰痛	173
071	肋間神経痛 2	177
072	発熱 3	181
073	こむら返り	183
074	脂肪肝と糖尿病	185
075	癲癇と不妊症	187
076	咳とニキビ	189
077	肝臓癌の手術後	191
078	気管支拡張症	195
079	膀胱癌	197
080	めまい 2	199
081	不眠、頭痛など	201
082	全身の変形性関節痛	203
083	三叉神経痛	207
084	急性の坐骨神経痛 3	211
085	坐骨神経痛と頭痛	213
086	潰瘍性大腸炎 2	219
087	頸肩腕症候群	221

088	左五十肩	225
089	自律神経失調症 2	227
090	腹痛	229
091	めまい 3	231
092	難治な病症 その1	233
093	難治な病症 その2	235
094	難治な病症 その3	237
095	難治な病症 その4	239
096	難治な病症 その5	241
097	難治な病症 その6	243
098	咳と偏頭痛	247
099	痔瘻 2	249
100	五十肩と膝関節痛	251

付記 治療雑話
- 治療雑話—1 …………… 254
- 治療雑話—2 …………… 259
- 治療雑話—3 …………… 261
- 治療雑話—4 …………… 262
- 治療雑話—5 …………… 263
- 治療雑話—6 …………… 266

あとがき

鍼灸と湯液の症例 100選

001
逆 子

〔患　者〕昭和57年4月生まれの女性。
〔初　診〕平成24年10月17日。
〔主　訴〕逆子で12月14日に出産予定。まだ2ヶ月近くあるので治る可能性が大きい。出産は2人目。初産ではないので治りやすいはずである。
　　　　　腹が張るので産婦人科で張り止め薬を出してもらって服用している。
〔治　療〕三陰交に透熱灸20壮のつもりで施灸し始めたが、熱く感じるので17壮で中止した。
〔経　過〕昨日は腹の張りが楽だったとのこと。続けて施灸したが、次回からは自宅で母親に施灸してもらうことにする。その数日後の検診で治っていると連絡があった。
　　　　　産後14日目に腰痛で治療に来た。脈は全体に弱。肝虚陽虚証として太谿、太衝、隠白の補法で治った。
〔考　察〕いつ頃からか数件の産婦人科から逆子の患者が紹介されて来るようになった。そのなかのある婦人科の話だと、帝王切開率が低くなり、逆子の八割が灸で治っているとのことであった。ただ私の実感だと治っていない人も多いように思うのだが。

通常は三陰交30壮、至陰5壮ほど施灸するのだが、アメリカの私の弟子は至陰に30壮ほどすれば治りやすいと言っていた。

一般的に初産は治りにくく、出産予定日が近づくにつれて治りにくい。また毎日施灸すると治る確率が高いが、中には熱いからと止めてしまう人もいる。

逆子が治らなくても、身体が楽だからと施灸を続ける人もいるし、逆子が治ってからも施灸する人もいる。長く施灸して正常分娩した人は分娩室に入って30分ほどで生まれるという。

なお面白いことがある。

通常、左手の脈が強いと男児が生まれ、弱いと女子が生まれる。ところが逆子の患者の脈を診ると、男女、逆の脈になっている。そうして施灸すると正常の脈になり、産科の検診で逆子が治っていると言われるのである。また、こんなこともある。三陰交の取穴をしているときに、すぐに経穴が定まる人は治りやすい。また素直に灸の効果を受け入れる人は治りやすく、灸は熱いと嫌がる人は治りにくい。

002
両手指と右足背部と左膝痛

〔患　者〕昭和48年8月生まれの女性。
〔初　診〕平成24年12月。
〔主　訴〕1ヶ月ほど前から両手の第一指と第二指のしびれと痛み、右足背部のしびれと痛み、左膝のしびれと痛み。痛み方はヒリヒリするという。
〔既往症〕特別な病気はないが子供は三人。
〔望　診〕背が高くてひ弱な感じ。皮膚の色が白い。舌は周囲に歯形が有り、舌質は貧血のためか白っぽい。
〔問　診〕肩が凝って痛い。手足、下腹、背部などが冷える。大便は正常、小便は夜間に数回は起きる。9月から11月まで月経があったが11月に来てからまた止っている。手足が痛くて安眠できない。精神的な悩みがある。大学病院の神経内科で検査を受けたが異常がないとのこと。
〔脈　診〕左手全体に沈、細。右手は全体に弦で寸口がやや有力である。脈状から考えると血虚で虚労の極みのようである。
〔腹　診〕胸全体に虚熱がある。左腹直筋が少し拘攣していて左臍傍に動悸がある。要するに肝積で肝虚を現している。
〔治　療〕翳風、懸顱、攅竹、曲池、曲泉、足三里、天枢、下脘、建里に置鍼。15分ほどで脈が出てきたが、腎の虚があるの

で復溜を単刺で補法。
　精神的なものだからと単純に考えて、湯液は開結舒経湯とした。この薬方は加味逍遥散とよく似ていて肝虚証の薬方だが、鬱による手足のしびれが主訴のものによく効く。鬱によるしびれかどうかの判定は、朝起きたときにしびれていて、起きてしばらくすると治る、というもので脈が沈、濇、細なら間違いなく気鬱のしびれである。もし一日中しびれがある場合は専門医に紹介する。

〔経　過〕　2日後に来院。鍼治療後は楽だったが、今朝からは悪いとのこと。右足背は少し楽。左足裏がしびれている。大便が気持ちよく出だした。
　開結舒経湯を一週間ほど服用して来た。月経が始まって気分が良いという。治療は攢竹、懸顱、翳風、天枢、中脘に置鍼し、本治法は単刺で太谿、太衝、隠白の補法とする。
　翌年の1月4日。痛みやしびれが悪化。舌は乾燥。食欲も排便もあって体調としては悪くない。盗汗、口渇、脚冷えがある。脈が腎虚肝実になっているので柴胡桂枝乾姜湯を5日分服用してもらう。
　1月8日。薬を服用してよく眠れたが、その後は右手のしびれが悪化。左踵の感覚がない。昨日から大便が難。治療は肝虚で陰谷、曲泉の補法。薬方は開結舒経湯とした。
　1月11日。いろいろと症状が変化するし、脈も変わるので附子湯とした。これを7日ほど服用して左手と右足は良いが右手と左足は悪いという。
　いろいろ迷って治療しているのが悪いと考え、肝虚陽虚寒証として太谿、太衝、隠白の補法を中心とし、曲池、衝陽、三陰交、陽池などの補法を適宜加えた。腹部や背部などの置鍼は止めた。

湯液は当帰四逆加呉茱萸生姜湯と決めて続けてもらった。以上のような治療を4ヶ月ほど続けて少しは良くなったという感じであったが治療を中止して来なくなった。その後、患者の父親が治療に来たので聞いてみると、最近はすこぶる元気だとのことであった。悩み事も解決したのであろう。

〔考　察〕いろいろと迷ったのが良くなかった。本治法の置鍼も悪かったようである。最初から肝虚陽虚寒証として治療するべきだった。脈がそのようになっていたのだから。

湯液は開結舒経湯も肝虚の気滞に効くが、内藤希哲が言っているように当帰四逆加呉茱萸生姜湯も気滞の仮証に効くわけだから、最初からそうすればもっと早く治ったのかも知れない。それにしても不可解な病気ではあった。

〔余　話〕治療して効果がないといろいろと迷う。薬方も変えたり加減したりする。極端な場合は最初に用いた薬方の内容が分からなくなるほど加減する。こうなると迷路に入った状態で、結局は治らない。このようなときはできるだけ早く白紙状態になり、改めて脈診、腹診して病理を考え直してみるのがよい。それによって一貫した治療を続けると治りやすい。それでも治らない場合は難病が隠れている場合がある。筆者の経験では、内臓病だと癌が隠れていたことがある。運動器疾患だと重症筋無力症だったことがある。また患者の精神的な問題が大きすぎて、私の技量では対処できないことがあった。いずれの場合も専門医に紹介したが、癌と筋無力症の患者は予後が悪かった。

003
顔面神経麻痺

〔患　者〕昭和23年8月生まれの女性。
〔初　診〕平成24年10月。
〔主　訴〕一ヶ月前に急に左顔面が麻痺した。
〔既往症〕甲状腺機能亢進症。1年前に大腸癌の手術を受けて、現在も治療中。
〔望　診〕中肉中背でやや色が黒い感じ。さほどの特徴はない。顔面の麻痺は見ただけで分る。
〔問　診〕食欲はある。他に特別なものはない。ただ抗がん剤の治療を受けているので非常に疲れやすい。
〔脈　診〕全体に弦脈で左関上と尺中が虚している。あきらかに肝虚陰虚熱証である。
〔腹　診〕左脇下に筋性の抵抗がある。つまり肝積がある。
〔治　療〕左翳風、左下関、左客主人、左攅竹、左四白、左地倉、左陽白、左右の曲池、左右の曲泉と足三里。ただし、曲泉を置鍼しても脈が出ないので、改めて陰谷と曲泉を補った。背部は肩こりを取るために天柱、風池、巨骨、膏肓、魄戸、肝兪、腎兪に浅く置鍼15分。抜鍼した後、衛気を補う散鍼をして治療を終わる。
〔経　過〕10月13日、翌日来て、昨日の治療後に耳が痛かったとい

う。治療は同じ。

10月15日。耳の痛みは楽になった。口の周りが少し知覚を感じだした。

10月16日。動くと疲れるというので、病院で十全大補湯を出してもらうように言う。副腎剤や抗がん剤を服用している。

10月17日。口が開きやすくなった。うどんが咽喉に引っかかって飲み込めない。

10月18日。左顎関節痛が起こった。

10月19日。眼がしっかり閉じられない。顎関節は楽になった。

10月22日。長く眼を開いているとつかれて眼が充血する。

10月23日。顔面の麻痺が良好。

10月25日。口の周囲の違和感がなくなった。耳鳴りも治った。

10月27日。麻痺は良くなってきている。眼瞼が痙攣する。

10月29日。病院の薬がビタミン剤と十全大補湯のみとなった。

10月31日。口が尖らせられるようになった。

11月2日。麻痺全体が良好。

11月10日。旅行。

11月16日と24日に治療に来て、完治したので治療を終わった。この間、多少の違いはあるものの、同じ経穴を用い、同じ手法で治療した。合計16回ほどの治療である。

〔余話〕患者が来たら、最初に主訴を聞く。次いで原因（本人の思い当たること）や発症の日時を問う。原因を聞くことによって、たとえば運動器疾患なら骨折の心配などがないことを確かめるし、その他の疾患でも専門医に紹介するべき

ものかどうかも考える材料になる。

次いで脈診する。最初に寒熱を診る。たとえば弦で大であれば陰虚熱証、弱や軟であれば陽虚寒証。浮で実であれば陽実熱証、沈実であれば陰実証である。

次に胸から腹部まで触診する。寒熱のある部位、腹筋の張りぐあい、圧痛、硬結、陥下などがある部位を丁寧に探る。そうして硬結などがある部位に置鍼したり灸頭鍼を用いるが、このような腹診をしてから脈診すると、最初の状態から変わっていることがある。その変わった脈が本証だと考える。そうして更に脈診をして六部位の脈が、どのような脈状を現しているかを診る。心や肺に熱がないか、肝実熱や肝実瘀血がないか、脾虚腎虚がないかなどを診るのである。

脈診が終わったら、というよりも脈診をしながら、主訴や望診や腹診の状態と勘案しながら証を推測する。推測できたら、その証に必ず現れる病症を問診する。例えば肝虚陽虚寒証であれば月経中に下痢するし、食欲は無いが食べたら食べられる。これらの状態が言い当てられると、脈診などの診察が正しかったと判断できる。

証が決まれば本治法に移るが、丁寧に取穴し少しだけ鍼を刺す。経穴によっては接触鍼でよい。そうして数呼吸の間、押手で鍼を固定し、気が至るのを待つ。気が至れば良しとする。

次いで伏臥してもらって必要な部位に置鍼する。たとえば頸から上の疾患であれば天柱、風池などは必ず用いる。また肩甲骨内縁の硬結にも置鍼する。そうして、肝虚証であれば肝兪と腎兪には必ず置鍼するが、必要に応じて腎兪には灸頭鍼を用いる。そうして下肢の飛陽と跗陽には必ず置

鍼する。これは気を引き下げて足を温めるためである。置鍼する鍼の深さは１ミリ前後である。最初から深い鍼をする必要はない。

004
不妊症 1

〔患　者〕昭和58年8月生まれの女性。
〔初　診〕平成23年12月。
〔主　訴〕平成23年8月に結婚したが子供ができない。排卵がなく月経不順。
〔望　診〕小柄で痩せている。まだ幼い感じ。以前から月経不順が有り、薬によって月経を起こしていた。
〔問　診〕手足とも冷える。立ちくらみがある。やや便秘。食欲はある。肩こりや頭痛がある。
〔脈　診〕左寸口沈、濇、細、左関上も沈、濇、細、左尺中は軟。
右寸口は弱、右関上も弱、右尺中は軟。
〔腹　診〕左右の不容に圧痛、左右の鼠蹊上部に圧痛。腹直筋が左右とも張っている。
〔背　診〕右大腸兪辺りが張っていて圧痛がある。
〔治　療〕腎の脈が軟つまり浮、細、虚である。肝の脈は沈、濇、細だからこれを肺虚肝実証とした。鼠蹊上部の圧痛も腎虚で瘀血があることを示している。
12月5日。まず折衝飲エキス15日分を服用してもらうことにした。
12月21日。少し排便がよくなったが、手足の冷えと立ち

くらみは治っていない。月経はまだ来ていない。肺虚肝実証として行間を瀉法し復溜を補った。

平成24年1月11日に再診。

折衝飲を飲んで身体が温まりだした。月経が順調に来だした。

鍼治療を希望したので不容、期門、中脘、天枢、大巨に切皮程度の置鍼15分。本治法は太谿の補法のみ。背部は肝兪と腎兪に切皮程度の置鍼15分。治療後に肩と背部に衛気を補う散鍼をして終了した。

1月28日、2月14日、3月17日、4月14日、5月12日まで同じ治療を続けた。

6月30日。薬方を温経湯に変更。変更した理由は脈が変わってきたことと、排便など体調は良好だというからであった。鍼治療は肝虚陽虚寒証として太谿、太衝、隠白、三陰交を補った。他は同じ治療。

7月28日に来院して排卵が有りだしたとのことであった。平成25年1月になり、便秘して困るというので桂枝茯苓丸エキスとする。その後、自然に妊娠して11月16日に出産した。

〔考　察〕なにがどう効いたのか分らないが、とにかく一年ほどして妊娠した。恐らく妊娠するほど身体が成熟してなかったのであろう。それを鍼治療や瘀血剤などを服用することによって整い妊娠したのであろう。

〔余　話〕不妊症の治療は以前から行っていた。最短20日で妊娠した人もいたが、1年半もかかって妊娠した人もいた。この方の場合は最初は温経湯などをいろいろと用いたが思わしくないので、胃腸を丈夫にして体力を付ける意図で六君子湯とした。これで妊娠した。他にも六君子湯で妊娠した例

がある。

六君子湯は不正出血にも効くと何かの本で読んだ記憶がある。脾胃が丈夫になれば腎もしっかりするということであろうか。

昔の不妊症は女性が悪いことになっていた。たしかに女性の体調を整えば妊娠することが多く、男性の状態にまで配慮したことは少なかった。しかし、最近は男性が不調で妊娠しにくいケースも多い。精子が少ない。精子の運動量が弱いなどと言われている。無精子症でなんとかならないかと言われたが、これは八味丸を飲ませても効果がなかった。

性欲が少ない男性も多くなった。まったく女性に興味を示さない人もいる。ゲイかと思ったが、そうでもない。また結婚しているのに性交渉が全くない人もいた。これは一体どういうことか。

あくまでも憶測だが、コンピューターを触ることが多くなったためではないかと思われる。電磁波云々ではなく、頭の使いすぎである。もう一つは食べ物である。菜食主義者は性欲が少ないように思う。やはり肉食している人は元気である。

もちろん男性も鍼灸治療を受け、漢方薬を服用すると元気になる。十全大補湯、八味丸、補中益気湯、桂枝加竜骨牡蛎湯などを用いることが多いが、菜食主義者の男性は当帰芍薬散を服用して元気になった。当帰芍薬散で元気になったということは貧血していたとしか考えられない。貧血では性欲も精力も出ないはずである。

005
不妊症 2

〔患　　者〕　昭和59年生まれの女性。病院勤務。
〔初　　診〕　平成26年4月。
〔主　　訴〕　子供が欲しい。
〔既 往 症〕　一度流産している。
〔望　　診〕　やや細いが問題はない。
〔問　　診〕　現在、当帰芍薬散と排卵誘発剤を服用している。
　　　　　　疲れやすい。ときに便秘だが食べ過ぎると下痢。肩こり。ときに盗汗がある。
〔脈　　診〕　左寸口と関上が沈、濇、実で左尺中は虚。右手は全体に弦だがやや細い。
〔腹　　診〕　右の脇下に筋性の抵抗がある。これは肺積で肝実瘀血があることを示している。左右の臍傍に抵抗と圧痛がある。これも瘀血があることを示している。これでは当帰芍薬散では妊娠しにくいが、知り合いの産婦人科で治療を受けていることと、鍼治療の希望なので敢えて変えるようにはアドバイスしなかった。
〔治　　療〕　大巨と次髎に灸頭鍼。本治法は肺虚肝実証として行間の寫法と復溜の補法。背部は肝兪、三焦兪、腎兪に切皮置鍼15分ほど。

〔経　過〕　4月17日。治療後2日間は元気だったという。治療は同じ。

その後4月22日、28日と治療して5月16日に妊娠したと言ってきた。脈は肝虚陽虚寒証に変わっていたので太谿、太衝、隠白を補った。この後、一度は治療に来たが、後は連絡がないので無事に出産したと思われる。

〔余　話〕　不妊症の患者は本人の希望で漢方薬にするか鍼灸治療にするか決めている。ただアドバイスしなければならないことがある。

排卵日のみ性交渉するという夫婦がいる。これでは精子のクズが出てくるだけで駄目で、適当に排泄しないといけないこと。女性の場合はバルトリン氏腺液が十分に排出されてから事に及ばないと精子が死にやすいこと。オーガズムを一致させるように努力すること等々を教える。不妊は女性に問題があるように言われていたが、実際には男性に大いに責任がある。このような説明をすると知らなかったという女性は多い。そうして、上手に実行して妊娠した人も多い。

006
不妊症3

〔患　者〕昭和59年生まれの女性。
〔初　診〕平成26年2月。
〔主　訴〕子供が欲しい。
〔既往症〕肝臓病。
〔望　診〕肥満している。舌は微に乾燥している。
〔問　診〕結婚3年目になるができない。全身の倦怠感がある。気分も憂鬱。月経前に手足に浮腫。頭痛、肩こりがある。腰痛。足は冷えてのぼせる。大便はコロコロ便で出にくい。小便は自利傾向があり、夜間尿一回。食欲は旺盛で甘いものが好き。月経周期は正常。
〔脈　診〕左関上が弦で実。左尺中は虚。肺虚肝実証である。
〔腹　診〕左右の不容、右の期門を中心に胸脇部に浮腫と圧痛と抵抗がある。これは胸脇苦満である。大柴胡湯を考えるような体格である。
　　　　　臍側から臍下にかけて抵抗と圧痛がある。かなり広い瘀血の反応である。右の鼠蹊上部に圧痛があり、恥骨上部に抵抗と圧痛がある。
〔治　療〕桃核承気湯エキスと桂枝茯苓丸エキスを等分に併用してもらい、1ヶ月の服用で妊娠した。妊娠後も出産の1週間ほ

ど前まで同湯を服用した。このように大黄、芒硝の入っている薬方を妊娠中に服用し続けるというケースは少ないようである。誰かの治験例で桃核承気湯を出産まで続けたという例があったように思うが。

この患者は大柴胡湯加桃核承気湯加四物湯のような合方も可能かも知れない。湯本求真流である。ならば一貫堂の柴胡疎肝湯がよい。実際に柴胡疎肝湯で妊娠した人は多い。むかし某大学で体外受精を8回ほどしたが不妊だった人が、柴胡疎肝湯を40日服用して妊娠した例があった。

ただ今回は瘀血中心で、なおエキス剤を希望したので、桃核承気湯と桂枝茯苓丸とした。大柴胡湯も考えたが、全身の倦怠感があることを考えて用いなかった。

〔余　話〕痩せて冷え症の人は妊娠しにくいが、肥っている人も同様である。また昔からの経験で言えば、働いている女性は妊娠しにくかった。今は大部分の人が働いているので、それだけ子供は生まれにくいように思う。政府は少子化対策などと言っているが、女性が家事に専念できるだけ夫の給料が多ければ問題は解決する。

007
不妊症4

〔患　者〕昭和54年生まれの女性。
〔初　診〕平成25年2月。
〔主　訴〕子供が欲しい。
〔既往症〕アトピー性皮膚炎。
〔望　診〕痩せて細い。いかにもアトピー体質である。顔面が赤く、身体全体が乾燥している。
〔問　診〕1人目は人工授精で出産。2人目が欲しいのに卵が老化しているといわれた。それでも12回も人工授精に挑戦した。ご主人の精子も運動量が少なくて量も少ない。
大便はやや堅い。食欲はある。足は冷えて肩こり頭痛がある。月経が10日間も続く。
〔脈　診〕左寸口は虚、左関上弦で実、左尺中も虚、右寸口は弦で有力、右関上は弦で虚、左尺中は弦でやや有力。
〔腹　証〕全体に腹直筋の引きつりがあり、胸には熱感。胸脇部に圧痛。臍傍下に瘀血性の抵抗と圧痛あり。
〔治　療〕脾虚肝実熱と瘀血があるとして桂枝茯苓丸と小柴胡湯のエキス剤を併用。まず7日分。
その後、インフルエンザになったが、3月4日に来院。脾虚肝実証として、大陵、太白を補い行間の寫法。背部は肝

兪、脾兪に置鍼。薬方は桂枝茯苓丸のみとする。

3月12日来院。花粉症で咽喉の痛み、鼻水、顔のかゆみ、食欲減退、軟便になっている。腹証に胸脇苦満が現れていて舌が乾燥しているので柴胡桂枝乾姜湯の煎薬とする。

半年後。10月22日に来院。全身のアトピー、めまい、左難聴。月経も長い。消風散エキス10日分。これでアトピーが楽になり、3ヶ月ほど続けて服用。

翌年の4月になり、やはり子供が欲しいというので、温経湯エキスとする。これを20日ほど服用して妊娠した。

〔考　察〕　結局は最初から温経湯で良かったのか。それとも消風散が効いて体質が変わったのか。よく分らないが結果はオーライ。

ご主人は腰痛を起こしやすいので、奥さんよりも頻繁に治療に来て精子も多く元気になった。肝虚陰虚熱証で腎兪の灸頭鍼が効いたようである。

008
不妊症 5

〔患　者〕昭和63年生まれの女性。
〔初　診〕平成26年10月。
〔主　訴〕子供が欲しい。
〔望　診〕小柄だが小太りで眼が大きくて健康そうな感じ。
〔問　診〕排卵がない。冷え症で特に足が冷える。腰痛がある。排便は毎日ないが、出るときは下痢。食欲はある。
〔脈　証〕全体に沈、濇、細で肝虚陽虚寒証である。
〔腹　証〕全体に軟弱で圧痛や硬結はない。
〔背　証〕左右の上髎に硬結がある。
〔治　療〕中脘、天枢に切皮程度の置鍼。左右の大巨に灸頭鍼。三陰交にも灸頭鍼。背部は肝兪と腎兪に置鍼して上髎に灸頭鍼。
〔経　過〕3日後に来て、前回の治療後から身体が軽くなり腰痛も軽減したという。足冷えと立ちくらみがある。治療は同じ。
10月17日。2度目の治療から1週間後に来院。低血圧で貧血がちだが体調は良好。同じ治療。
10月23日。口内炎ができた。治療は同じ。
10月30日。体調良好。口内炎も治った。
11月11日、20日と続けて27日に来たときに妊娠かも知れ

ないという。12月2日になって妊娠していると報告があった。

〔考　察〕鍼灸治療7回で妊娠した。排卵がなくても妊娠する。湯液だと温経湯証であろう。

この方は妊娠中にずっと三陰交の透熱灸を続け、元気な男子を出産したが安産だったという。「子供が飛び出しました」と面白く表現していた。

産後も頭痛や肩こりで時に治療に来ている。

009
子供が創れない

〔患　者〕昭和44年6月生まれの男性。会社員。
〔初　診〕平成20年4月。
〔主　訴〕肩と背筋と腰の痛み。
〔望　診〕体格がよく肥満気味。
〔問　診〕脈を診ると糖尿体質があるので聞いてみると、血縁の人に糖尿の人がいるという。現在は疲労が主。
〔脈　診〕全体に緩で腎と脾が虚している。このような脈の人は、本人に糖尿病があるか、両親などに糖尿病の人がいることが多い。
〔治　療〕腎虚証として尺沢、復溜を補い、腎兪に灸頭鍼。後は背部に適当に浅く置鍼。
〔経　過〕その後、ときどき腰痛を主訴として鍼治療に来るようになったが、実は子供を創る元気がないのだという。それならということで八味丸を服用してもらった。これで元気が出て奥さんはめでたく妊娠。

それは良かったのだが、それから数年後、糖尿病になったために会社を強制的に退職させられた。加えて交通事故に遭って微熱は出るし、全身の疲労感が強いという。結局、また同じように鍼治療をして八味丸を服用してもらった

が、本人の努力によって糖尿病を克服し、現在は別の仕事に従事している。しかし、やはり疲れやすいということで、ときに鍼をし、ときに漢方薬を取りに来ている。証は相変わらず腎虚である。

〔余　話〕肥満している男性も精力が弱い。性欲が食欲に変化して食べ過ぎたためかもしれない。もちろん糖尿病になれば性欲は減退する。やはり適度な運動と食事が大切なのであろう。

それにしても上記の男性は徹底的に食事に注意して糖尿病を克服した。これには驚いた。なかなかの努力家である。ただし、もっと痩せて欲しいのだが、それは無理なようである。

010
不妊症6

〔患　者〕昭和53年2月生まれの女性。病院勤務。
〔初　診〕平成22年5月。
〔主　訴〕結婚五年目だが子供ができない。
〔既往症〕小児喘息。鼠径ヘルニア。子宮筋腫と卵巣嚢腫は1年前に手術。
〔望　診〕中肉中背。特に変化なし。舌に苔なし。
〔問　診〕気鬱になりやすい。便秘。月経は薬を服用しないと来ない。食欲はある。足が冷える。ときに胃痛。腰痛もある。口渇がある。ときに頭汗。
〔脈　診〕脈は左関上が沈、濇、実。左尺中は虚。右関上が沈、濇、細で気鬱があることを示している。
〔腹　診〕左右の腹直筋が拘攣していて四逆散証である。鼠蹊上部に圧痛がある。左臍傍に少し硬結、圧痛がある。
〔治　療〕まさに一貫堂の柴胡疎肝湯の証である。ただし、勤務の関係があるのでエキス剤を服用したいという。そこで四逆散、四物湯、桃核承気湯を併用してもらうことにした。台湾から輸入しているT社の製品なので、それなりに効くはずである。
〔経　過〕同湯を2ヶ月ほど服用して自然と月経が来るようになり、

その後1ヶ月ほどして妊娠した。

その後、2人目の子供が欲しいというので同湯を服用してもらったが、ここ2ヶ月ほど連絡がない。効果がないので諦めたのかも知れない。

この患者が2人目が欲しいと薬を取りに来たとき、様子が変なので聞いてみると腰痛だという。そこで中封と復溜を補ったら、それだけで治った。鍼の治療代金はもらわなかった。ときどき中封、復溜だけで治る患者がいるが、気の巡りが良い人は治りやすい。

〔余 話〕台湾から輸入しているT社の製品を愛用している。ここの会社の製品だと煎薬と同じ効果がある。筆者の姪がリンパ癌になった。現在は小康を得ているが、抗がん剤治療を続けているときはT社の十全大補湯を服用させた。ある時、煎薬のほうが効くだろうと思ってU社の煎薬を服用させたら、T社のエキス剤のほうがよく効くと言われた。

台湾の製品は使われている生薬が良質である。加えてエキス剤なのに修治して用いている。またエキスの密度も高いように思われる。麦門冬湯や四物湯はすぐに湿気を含んで固まってしまうことからも推測できる。

011
不妊症 7

〔患　者〕昭和57年7月生まれの女性。主婦。
〔初　診〕平成24年6月。
〔主　訴〕結婚4年目だが子供ができない。肩こり。
〔既往症〕なし。
〔望　診〕やや小太りで少し色が黒い。
〔問　診〕頭痛、便秘、食欲旺盛、月経痛がある。腰痛なし。
〔脈　診〕脈は全体に弦で肝虚証のようである。
〔腹　診〕左右の腹直筋が少し拘攣している。臍傍下に瘀血性の抵抗と圧痛がある。右鼠蹊上部に圧痛。恥骨上部に筋性の抵抗が少しある。
〔治　療〕『勿誤薬室方函口訣』の折衝飲の説明に「此の方は婦人良方の牛膝散に加減したるものなり。産後、悪露盡ざる者、及び婦人瘀血に属する諸病に用いて宜し。世医、桂苓丸と同様に見なすれども、桂枝茯苓丸は癥痂を主とし、此の方は行血和潤を主とするなり」とある。
　　　　　筆者はまだその真意を理解していないが、月経痛があるので折衝飲とした。
〔経　過〕同湯エキスを15日ほど服用したが変化がないので桂枝茯苓丸エキスとした。ところが便秘するというので、またま

た折衝飲に変えた。これを二ヶ月ほど服用したが、変化がないので四物湯と桃核承気湯エキスに変えた。しかし、これでも大便がすっきり出ないというので、四物湯と桂枝茯苓丸に変えた。面白いことに、四物湯＋桂枝茯苓丸の方が大便がすっきり出るという。これを五ヶ月ほど服用して妊娠した。その間、頭痛がするときは川芎茶調散エキス。咽喉痛がある時は銀翹散エキスを服用した。銀翹散以外は台湾製品である。

〔余　話〕　後にも記すが、最近は銀翹散の証が多くなっている。これは温病に用いる薬方で、古方なら梔子剤の証である。鍼灸でいうと肝虚脾実証である。

必ず咽喉痛が有り、これが夜になると激しくなる。当然、咳が出る。発熱することもある。微に浮腫が出ることもある。この証の咳は他の薬方や鍼灸治療では治らない。

銀翹散の証が多くなったのは暖房設備が整備されて乾燥するためではないかと想像している。要するに寒いときに発症する傷寒が少なくなって、温かくするために温病になるのである。

012
精力がない

〔患　者〕　前記した不妊症のご主人。1982年5月生まれ
〔初　診〕　平成24年6月25日。
〔主　訴〕　精子の運動率が悪い。中折れ気味。
〔望　診〕　体毛が多くて肺虚体質。肺虚体質者は性欲が旺盛なのだが、気持ちとは裏腹に、途中でダメになる。
〔問　診〕　大便は下痢気味。これも肺虚体質の特徴。食欲は旺盛。
〔脈　証〕　左寸口は実、左関上は濇、細、左尺中は虚。右寸口は弦で実、右関上は濇、細、左尺中は虚。
　　　　　この脈だと腎の津液も命門も虚している。下焦が虚して上焦の熱になっている。加えて肝も脾も渋っているから血の陽気の発散が悪く、太陰経の気の発散も悪い。
〔腹　診〕　左右の不容に圧痛がある。そこから中脘にかけて斜めに筋の引きつりが出ている。加えて上腹部任脈にも筋の抵抗がある。下腹部は臍下任脈の力が抜けて左右の胃経は引きつっている。要するに少腹不仁である。
〔治　療〕　この状態は八味丸証だが、中折れ気味だというのに引っかかって桂枝加竜骨牡蛎湯とした。しかし、効果がないので柴胡桂枝乾姜湯にしてみた。それぞれ20日分ほど服用したが効果がない。よって八味丸とする。T社の八味丸を9

本、9ヶ月ほど服用して元気になり、奥さんも無事に妊娠した。

〔余　話〕　古典医学史の大家である小曽戸洋先生は、その著書で「六部定位脈診は嫌いだ」と述べられている。これは恐らく、経絡治療学派の一部の人が行っている六部定位比較脈診、つまり六部位脈の強弱だけを診る方法を指していると解釈している。

脈診の本来の姿は寸口、関上、尺中それぞれの脈状を診ることである。このことは『脈経』にも記されているし、『増補脈論口訣』などにも記されている。もっとも『素問』、『霊枢』、『難経』、『脈経』いずれにも六部定位脈診という名称は出てこない。

ところが経絡治療家は何時の頃からか六部定位脈診または六部定位比較脈診などという表現を用いだした。これが間違いの元である。そのうえ陰陽虚実の寒熱表現が素問とは反対になっているから、余計にややこしくなった。それでも治れば良いという説があるが、理論が間違えば、その技術は伝わりにくく、いずれは滅びる運命にある。

013
頭痛・肩こり等

〔患　者〕 昭和53年2月生まれの女性。助産師。
〔初　診〕 平成25年4月。
〔主　訴〕 頸から肩背の痛み。手が挙らない。頸が回らない。扁桃腺が痛い。目が重い。頭痛。
〔既往症〕 慢性鼻炎がある。
〔望　診〕 小柄だが目が大きい。ただし、切れ長で体質は肝実または肝虚のようである。舌は乾燥して薄い白苔がある。舌先が赤い。
〔問　診〕 愛媛県立中央病院の漢方科で治療を受けたが治らない。足が冷える。下痢しやすい。口渇がある。寿司が好き。盗汗がある。動悸がしやすい。寒熱往来がある。
　　　　　これらの病症は、脈診や腹診をした結果から、このような病症があるだろうと思って問診して聞き出したものである。さらに言うのなら。これは柴胡桂枝乾姜湯証だろうから、上記のような病症があるだろうと推測して問診したのである。
〔脈　診〕 脈は全体に緊。左寸口と左関上は緊で実。左尺中は虚。右寸口は虚、右関上は弦、右尺中は弦で有力。
　　　　　この脈証は腎虚で肝と心に熱があることを示している。難

経七十五難型の肺虚肝実証の脈で、湯液なら柴胡桂枝乾姜湯証である。

〔腹　診〕左右の不容から巨闕辺りに圧痛がある。これは食塊である。食塊があると肩が凝りやすい。

〔治　療〕柴胡桂枝乾姜湯エキス7日分。これを服用してすべての病症が軽くなった。続いて7日分を服用して、すべての病症が改善した。

〔経　過〕その後1ヶ月ほどして心痛、頸の凝り、腕の凝り、足冷え、咽喉痛、咽喉の詰まり感、副鼻腔炎から前頭部痛などを訴えて来院。

今回は鍼治療を希望したので尺沢、後谿、然谷、復溜を補い、行間を寫法した。

その他、体調が悪くなると鍼治療または漢方薬を希望して来院している。

咳が止らないときは腰眼に透熱灸8壮、肺兪に3壮で治った。この咳止め方はよく効く。

この方の勤務している病院の産婦人科からも逆子治療の紹介があったので、この助産師さんに三陰交の取穴と施灸方法を教えてあげたら、それから誰も来なくなった。

014
坐骨神経痛　1

〔患　者〕昭和6年11月生まれの女性。某病院の養護施設に入っている。
〔初　診〕平成25年11月。
〔主　訴〕左右の大腿部痛。胆経の痛みである。圧迫骨折による腰痛で別の病院に入院していたが、その10日後から痛み出した。自発痛がある。
〔既往症〕変形性膝関節炎の手術を受けているが、最近になって痛みがある。糖尿病がある。その他いろいろ。服用している薬を聞いて驚いた。
頻脈と高血圧の薬が3種類。血液をさらさらにする薬が2種類。糖尿病の薬。不安神経症の薬が2種類。胃薬が2種類。鎮痛剤が3種類。高脂血症の薬も服用している。合計14種類。
〔望　診〕肥満している。足腰が痛く、膝も悪いのに車を押して病院から歩いてくる。近くだからいいようなものの大変だと思うが歩いていると痛みが紛れるという。痛み止めはあまり効かないという。
左顔面が痙攣している。老人振顫もある。
〔問　診〕大便は正常、食欲はある。特に果物が好き。痛みのために

不眠。来たときに血圧を測定すると上が119、下が75。脈拍は75。ただし不整脈である。

〔脈　診〕　脈は全体に弱で不整。左寸口は虚、左関上は弦、左尺中は虚、右寸口は虚、右関上はやや弦、右尺中は虚。

〔腹　診〕　胸には熱がある。右肋骨弓の上下に圧痛がある。左右の臍傍を中心に瘀血性の抵抗がある。ただし、表面は水が多くて肥満している。

〔切　経〕　胆経だけでなく肝経にも猛烈な圧痛がある。

〔治　療〕　仰臥で中脘、天枢、足三里、風市、伏兎、梁丘に切皮程度の置鍼30分。
本治法は曲泉の補法。これで脈が整った。
次いで側臥位で左側の臀部から胆経全体に置鍼15分。次いで反対側の臀部から胆経にも置鍼15分。寝返りも大変だし、伏臥もできない。

〔経　過〕　3〜5日おきに4回ほど治療して以前よりも楽になったという。その後も一週間に一度ほど治療に来て、治療すると楽だというが、すぐに後戻りする。平成26年9月30日まで治療に来たが、その後は来ていない。

〔考　察〕　問題なのはこの患者の性格である。体質が肝虚のため何事も計画的にキッチリと始末つけないと気分が治まらない。しかし、年齢とともに身体が思ったように動かなくなる。それなのに気持ちだけは前向きである。それで無理して神経痛や筋肉痛を起こす。同時に思ったようにできないのでイライラして歯がゆい思いをする。歯がゆく思うと筋肉が引きつり痛むという。だから、もう諦めて下さいというのだが、自分の気に入らないアドバイスは無視するのもこの体質の人である。このような患者は多い。

〔余　話〕　肝虚体質で自分が思ったことはすべて処理しないと気が済

まない、というタイプの人は日本人に多いのかもしれない。それは決して悪い性格では無いのだが、病気もきっちり処理したいと思ってしまう。高齢なのだから、この程度で我慢しようなどとは思わない。だから治療に来ても自分の思ったところに鍼を刺させようとする。あるいは治療の回数も自分で決めてしまう。

もっとも極端な例は買い物する時間も場所も決まっていて、それが少しでもずれると気分が悪いというか許せない、と言う人がいる。この人に、朝起きたときに５分でもゆっくりしてから血圧を測定し、それから朝食の準備をしたらどうですか、と言ったら、「それはできません」と断られた。自分の決めた時間に、決めたことをやりたいのである。結局は朝食を摂り、片付けをした後で血圧を測定するから高く出る。高く出ると今度はそれが気になり何度でも測定するが、測定すればするほど血圧は高くなる。

このような人の家族は大変である。この人の娘さんが結婚したが、お母さんがいろいろと口出しするので困っていた。そうして私に「親より主人の言う事を聴くべきですね」というから、当然でしょうと答えた。賢い方だから、その一言で納得したらしい。その後、何の問題もおきてない。もう30年も昔の話である。

これとは別に母親の言いなりになって母親を頼りにし、家業を覚えようとしない息子もいる。60を過ぎても90歳の母親の言いなりである。もし母親が亡くなったら後はどうするつもりなのか、人ごとながら心配である。

いやいやあまり深く立ち入ると大変なことになる。私も肝虚体質だから気を付けないといけない。

015
坐骨神経痛 2

〔患　者〕昭和4年10月生まれの男性。元小学校校長。
〔初　診〕平成22年9月。
〔主　訴〕右臀部から大腿部膀胱経に痛み。特に歩行すると痛む。
関節リュウマチのために手指が変形している。
〔既往症〕腰痛で脊椎管狭窄症と言われた。
〔望　診〕鶴のように細く痩せている。耳の形が肝虚。腰が曲がって脊椎が突出している。
〔問　診〕大小便に異常なし。食欲もある。
〔脈　診〕脈は全体に弦でやや数。左寸口は虚、左関上は弦でやや大きく、按圧すると虚している。左尺中は虚。右寸口は濇、右関上は濇虚、右尺中は虚。
〔腹　診〕左右の胆経の引きつりもあるが、腹直筋の拘攣がすさまじい。高齢のためでもあるが、特に左が拘攣していて石のようである。臍傍に動悸。
〔切　経〕右臀部に圧痛がある。
〔治　療〕本治法は曲泉と隠白。陰谷は補っても意味がない年齢である。隠白を用いたのは脾経の気滞があると考えたからである。

背部は脾兪、胃兪、三焦兪、腎兪、大腸兪、右環跳、右承扶、

右殷門、右委中、右飛陽、右跗陽に切皮程度の置鍼20分。
〔経　過〕9月6日、2日後に来て背筋が伸びたような気がしたという。

　　　　　9月8日。夜は痛むが朝が楽になっている。脚が軽く挙りやすい。

　　　　　9月11日。体調が悪いのに無理してゲートボールをして疲労困憊。足が冷え腰も痛む。

　　　　　この後、3度ほど治療に来て下腿部の痛みが取れたという。それから4回ほど治療に来て臀部の痛みが取れている。その後、5回ほど治療に来て11月末にはなんとか楽になった。

　　　　　その後も治療に来ているが、坐骨神経痛が治ってからは脾虚で治療することが多い。

〔考　察〕この患者も肝虚体質である。ある日、「先生、この腹の皺はなぜできるんですか」と問うてきた。私は思わず「歳だからですよ」と言った。性格からして身体に皺ができるのも伸ばしたいらしい。元校長先生、そればかりは無理ですよと言ったが、納得していない様子だった。

　　　　　教員をしていた人は自分の思ったように私に治療させたいという気持ちが強い。

016
坐骨神経痛 3

〔患　者〕昭和10年9月生まれの男性。農業に従事。
〔初　診〕平成24年10月20日。
〔主　訴〕左坐骨神経痛で臀部から大腿部の膀胱経と胆経の痛み。歩くと痛んで立っておられない。
〔既往症〕塵肺。白内障。前立腺肥大。左顔面神経麻痺。左小脳萎縮。顔面の皮膚癌。高血圧症。この中で顔面麻痺は鍼で治った。この患者は以前から何かと治療に来ていたのだが、今回は坐骨神経痛である。
〔望　診〕案外に背が高い。痩せている。体格と比較して眼が小さい。
〔聞　診〕肺虚体質特有の泣きそうな声でグチグチと愚痴るのが特徴で「もう駄目だ、死なんと治らん」などと来るたびに愚痴る。家でも同じ状態だから奥さんにも相手にされなくなっている。私の治療院では「ぐちゃぐちゃおじさん」とあだ名されている。しかし、よく観察していると、本当に体調が悪いときは愚痴を言わない。少し良くなると能弁になる。
〔問　診〕常に左の腹筋が引きつるという。これは肝積の引きつりで、肝積が激しい人は左側に病気が出やすい。この方の場合は肺虚体質が肝虚に変化しての病気だから治りにくい。

〔脈　診〕　脈は全体に弦・大で重按すると虚しているが、左関上と尺中が虚している。右寸口は少し力がある。典型的な肝虚陰虚熱証で肺に熱がある。

〔腹　診〕　左の腹直筋が拘攣していて臍傍に動悸がある。肝虚陰虚熱証の腹証である。

〔切　経〕　左臀部から大腿部の膀胱経が痩せている。圧痛はあまりない。

〔治　療〕　大腸兪、中膂内兪、白環兪、殷門、委中、環跳など圧痛があるところに灸頭鍼。鍼は1寸の5番。
本治法は陰谷、曲泉の補法。

〔経　過〕　以上のような治療をほとんど毎日続けたが変化がない。そこで最も圧痛の強い部位を探して（結局それは木下臀圧点であったが）、3寸の10番鍼を臀部から上に向けて水平に刺した。深さは3寸をほとんど入れた。そうすると杉山流でいうところの魚が釣り針に引っかかったようなピクンとくる反応があった。それ一本で治ってしまった。このような刺法は時に用いるが、体格によっては2寸の3番鍼でもよい。

017
坐骨神経痛 4

〔患　者〕昭和23年8月生まれの男性。会社経営。
〔初　診〕平成26年10月27日。
〔主　訴〕右下肢胆経が痛くて5分も歩けない。以前から悪かったが、今年の4月から悪化。自発痛もある。
　　　　　この方は神戸市の鍼灸師の紹介で来られた。その鍼灸師は私のことを知っているらしいが、私は面識がない。患者が住んでいるのは大分である。大分なら有名な先生がおられますよ、というと、そこへも行った。しかし、一週間に一度で良いというから10回ほど行ったが変化がない。
〔既往症〕現在高血圧症で薬を服用している。病院では脊椎管狭窄症だと言われて手術を勧められている。無呼吸症候群がある。両手が握りにくい。右手中指は弾発指がある。
〔望　診〕体格は良い方で中肉である。右臀部が激しく痩せている。
〔聞　診〕しゃべり方が酒を飲んだときのような印象である。実際に大酒のみらしい。今は痛むので少しにしている。
　　　　　詳しくは聞かなかったが、現在は会社を経営しているらしく、少し態度もでかい。それで大分のS先生は嫌って、1週間に1度で良い、と言ったのであろう。要するにあなたの治療はしたくない、との意思表示である。80歳も越え

るとこれで良いのである。私も早くそうなりたい。
〔問　診〕大便、小便、食欲は正常。酒はビールを1本程度。
〔脈　診〕脈は全体に弦で力がある。いかにも血圧が高い感じ。計ってみると158〜92であった。酒は止めるように言ったが、最後まで右肋骨弓の部分に熱感があったから止めてなかったかも知れない。
〔腹　診〕左の腹直筋が拘攣していている。右の肋骨弓の上下に熱感がある。これは酒を飲む人に多い。
〔治　療〕環跳、居髎、陽陵泉、光明、大腸兪など痛む部位に灸頭鍼。痩せている部位の圧痛を探って、中膂内兪、白環兪、胞肓、秩辺、風市などに透熱灸各10壮程度。
本治法は陰谷と曲泉の補法。
〔経　過〕一度の治療で屈伸ができるようになったので、今治のホテルに泊まり込んで治療するという。1度だけ大分に帰ったが、結局2月7日まで治療してほぼ完治したとして帰っていった。
治療は治療院が休みのとき以外は1日2回治療をした。ただし、土曜日は混み合うので一度にしてもらった。治療代金は1回分しか戴いていない。そうすることによって横柄な態度が改まって治療しやすくなった。
面白いことに心経の少海を補うと曲がりにくかった手指が動きやすくなり、腎の脈が出やすくなった。経絡治療家は心経を使わないが、腎虚または肝虚の陰虚熱証の時は少海の補法を併用する。腎虚陽虚寒証や肝虚陽虚寒証の時は神門を併用する。
坐骨神経痛は経筋病だから冷やすのはよくないが、本治法よりも患部の治療が大切である。表面的な圧痛には透熱灸がよい。基本的には一箇所に10壮程度。圧痛点が定かで

ない場合は灸頭鍼。またどうしても痛みが取れないときは三寸くらいの鍼で下から刺し上げる。もし魚が釣り針に引っかかったときのようなピクンとした反応があれば治りやすい。

実は、この患者は、その後も治療に来ている。手術の適応だと言われていたのだから、現在の状態で満足するべきかもしれない。

〔余　話〕運動器疾患は何病であれ肝虚証だと思っていたら少し違うらしい。肋間神経痛は脾虚で肝実または胆経虚が多いようである。ただし、顔面神経麻痺や五十肩は肝虚証で治療してよい。また三叉神経痛は肺虚肝実証だと思っていたが、これも肝虚証のようである。坐骨神経痛で酒を飲む人は、脈が肝実にみえても肝虚で治療するのがよい。決めてかかるのは良くないが、初心者には少しは参考になるだろう。腰痛や坐骨神経痛の中に時に湿邪によるものがある。湿邪の腰痛は案外に多い。このときは脾虚証で治療して胆経や膀胱経を補うとよい。湿邪かどうかは身体を触れば分かる。要するに水っぽい身体をしている。また大便は正常で小便は少ない。しかし、小便が少ないのは自覚していないことが多い。

018
坐骨神経痛とぎっくり腰

〔患　者〕昭和61年10月生まれの男性。会社員
〔初　診〕平成25年1月23日。
〔主　訴〕先週から腰痛になり、現在は左臀部から大腿部の承扶とその外側、胆経との間が痛む。立っていると痛むので仕事ができない。
〔既往症〕10年前から左耳の難聴。学生の頃に左膝蓋骨の脱臼。右坐骨神経痛。
〔望　診〕大柄で肥っている。身長192センチメートル、体重150キログラム。大学生の頃はハンマー投げの選手だったとか。
〔問　診〕大便、小便、食欲は正常。口渇がありときに盗汗がある。盗汗は内熱が多いためである。
〔治　療〕脈にも腹にも特別な異常はないし、経筋病として治療。ただし本治法は肝虚陰虚証として陰谷、曲泉を補った。
腎兪、左小腸兪、左中膂兪、左胞肓、左環跳。以上の経穴に灸頭鍼。
これらの経穴は患者の痛むという部位を聞いて、適当に押して圧痛を確かめてから決めるのだが、見た目で経穴を決めることが多い。
〔経　過〕2回の治療で治った。若い人は治りやすい。

それから半年後の7月28日、3日前にぎっくり腰になった。整体治療に行って痛くなり動けなくなった。整体氏も大きな身体をもてあましたのだろう。

〔治　療〕曲池、復溜、中封の補法。腰部の痛む部位に1ミリ程度に浅く八本ほど置鍼。その置鍼した上から知熱灸。

翌日は動きが楽になった。立っていると腰が痛む。同じ治療。

1日おいて7月31日に来たときは楽になっていた。ただし、起床時と立っているときが悪い。同じ治療。

8月1日に来て腰は良くなったが右臀部が痛むという。同じ治療。この方は両親が治療に来ているので、悪化すれば連絡があるはずだが、何もないので治ったのであろう。

〔余　話〕急性の腰痛は以上のような方法で治療する。注意事項として素人按摩は厳禁。冷やすと悪いので温めてもらう。あんま器などにかかるのは絶対だめ。敷き布団のフワフワするものはだめなどの注意を伝えることにしている。もっとも10番鍼を刺して、鍼を抜くと大豆くらいの出血が有り、それで治った人がいる。三稜鍼で痛む部位を刺して治った人もいる。また痛む部位を強烈に按じて治った例もある。

019
膝関節痛と湿疹

〔患　者〕昭和6年7月生まれの女性。無職。
〔初　診〕平成25年4月27日。
〔主　訴〕2ヶ月前から左膝関節痛が起こり、歩きにくいために左足親指の裏が腫れて、さらに歩きにくい。左頸部も引きつる。
〔既往症〕20年前に肝炎。家族が心臓病で亡くなっているので自分も心配している。
〔問　診〕車酔いしやすい。夕方になると脚が浮腫。大便正。食欲はある。1日に7～8回ほど下着を取り替えないといけないほど汗が出る。
〔望　診〕痩せて細い。口角炎がある。舌は乾燥している。
〔触　診〕左膝に熱感があって腫れている。左右の下腿部も浮腫があり、左足先に熱感がある。
〔聞　診〕話し方にも態度にもセカセカした感じがある。内熱のためであろう。
〔脈　診〕左寸口と関上は弦で左尺中は虚。右寸口は弦で力があり、右関上は濇、細でやや虚、右尺中は弦で有力。
〔治　療〕痩せているのに汗が多い。これは腎虚陰虚による内熱があるためで、舌の乾燥、口角炎、話し方などからも内熱が多いことが察せられる。六味丸または牛車腎気丸などを考え

たが、牛車腎気丸がないので、汗が多いのを目標にして防已黄耆湯エキス10日分をあたえた。

〔経　過〕　2日で膝の熱感と脚の腫れが取れた。結局20日分ほど服用して治った。

平成26年8月27日に再来院。

殿部に湿疹ができて痒いという。見せてもらうと肛門の周囲から左右の臀部にかけて渋紙を貼り付けたような湿疹ができている。猛烈に痒いという。

防已黄耆湯の煎じ薬と太乙膏を渡した。7日間服用して湿疹が半分になった。太乙膏は痒みによく効くという。

続いて10日分を服用。だいぶんよくなったが完治しないというので十味敗毒湯に変えてみた。しかし、これでは痒みが強くなるというので、また防已黄耆湯とした。

結局、防已黄耆湯を40日ほど服用し、汗が少なくなって治った。

防已黄耆湯証は水太りで汗かきと思い込んでいたが、時には痩せた汗かきの場合も有るようである。

020
肩こり、頭痛

〔患　者〕昭和37年4月生まれの女性。教員
〔初　診〕平成21年12月16日。
〔主　訴〕頭痛がして吐き気がする。肩上部がしびれ感。眼鏡が重くて肩が凝る。
〔既往症〕腸炎。
〔望　診〕中肉中背で少し皮膚が黒っぽい。舌は湿って周囲に歯型がついている。
〔問　診〕コンタクトをすると眼が充血する。大便は軟。食欲はあるが空腹になると胃が痛む。食べると治る。
〔脈　診〕全体に弱脈で左寸口と右関上が虚している。
〔腹　診〕左右の腹直筋が少し張っている程度で全体に軟弱。
〔切　経〕脾経に圧痛が顕著。
〔治　療〕脾虚陽虚寒証として大陵、太白、衝陽の補法。
背部は厥陰兪と脾兪、胃兪に1ミリ程度の深さで置鍼20分。
〔経　過〕翌日は頭痛、吐き気、肩のしびれ感が治った。
12月22日。肩こりと眼の充血を訴えて来院。以前のように頭痛、吐き気、肩のしびれ感はない。
12月29日。前回の治療後に全身の倦怠感があった。少し

治療時間が長かったためであろう。同じ治療。
翌年4月1日。肩こりと頭痛で来院。3回治療して治った。
同年8月12日、肩こり、眼のかすみ、頭痛、咳で来院。脾虚証として大陵、太白を補ったが、飲み会が多いというので足の臨泣を寫法した。

〔考　察〕　以上のような状態で、体調が悪くなると治療に来ている。だいたい2回くらいの治療で治る。

このような患者が何人いるだろうか。古い人だと45年くらい治療しているし、20年くらい治療している人は数え切れない。要するに頭痛、肩こり、腰痛、風邪気味、咳が出る、食欲不振、胃痛、下痢、便秘、腹痛などなどの体調不良を訴えて来院し、治療して治ると数ヶ月も来ないが、また悪くなったら来るわけである。

ただし、注意しなければならないのは、このような不調を訴えてきたとき、重病が隠れていることがある。それを見逃さないことだ。いままでも肺炎、虫垂炎、肝炎、胃癌、パーキンソン病などの疑いがある人を専門医に紹介して患者から感謝されたことがある。

021
咽 喉 痛

〔患　者〕昭和42年4月生まれの女性。主婦。
〔初　診〕平成18年9月30日。
〔主　訴〕咽喉痛、食べ過ぎて胃が悪い、肩背部の凝り。
〔既往症〕平成25年に乳癌の手術。
〔望　診〕赤ら顔。体格は普通。
〔問　診〕便秘しやすい。イライラしたら食べる。時々酒を飲む。コーヒーも好き。
〔脈　診〕脈は肺と腎が虚して肝実。つまり七十五難の肺虚肝実証である。
〔治　療〕行間を寫法して復溜の補法。
〔経　過〕この方は既に20年ほど治療に来ている。来ないときは半年も来ないが、来るときは1ヶ月に1回は来る。

咽喉が弱いので扁桃炎になってから来る。当然、発熱していることが多い。

咽喉部の痛みがある時は天鼎、扶突、天窓、天牖、翳風、人迎などのあたり、要するに咽喉の周囲に散鍼をする。あまり痛くないように、しかし、熱を散らす気持ちでおこなう。

また、咽喉部を按圧して痛い部位があれば知熱灸をする。

次に本治法をするのだが、この方の場合は腎虚陽虚寒証が多い。だいたい復溜で解決するが、だめなときは神門、太谿の補法と照海の透熱灸5壮を併用する。これで咽喉痛が即治する。もちろん肩背部の散鍼と知熱灸も行う。

〔余　話〕ノドが痛いと患者は訴える。このときに咽喉炎か喉頭炎か扁桃炎かなどの区別はしない。いや私には分からない。ただ触診し、病の経過を聞き、病症を問い、脈を診て、証を決めて治療するだけである。

昔は少沢や商陽を刺絡して治る患者がいたが、最近は肺虚陽実証は診ることがなくなった。代わりに腎虚陽虚寒証が多くなった。腎虚陽虚寒証なのに病（医）院では葛根湯を出している。しかし、腎虚の人が肺虚陽実の薬方を飲んでも効かないし、胃を悪くすることが多い。最近は「葛根湯医者」が多くなっている。私が患者に「先生に桔梗湯を出してもらいなさい」というと、素直に出す耳鼻咽喉科の先生もいるが、中には絶対に出さない先生もいる。

022
湿　疹

〔患　者〕 昭和58年2月生まれの女性。主婦。
〔初　診〕 平成26年5月9日。
〔主　訴〕 手背部の湿疹。現在、三児の母であるが、22歳で最初の妊娠をした。そのときから両手の手背部に湿疹ができた。痛いし痒い。ステロイド剤が効かない。患部に煩熱が有り、痒みもあるので不眠がちである。
〔望　診〕 中肉中背で特徴はない。舌は乾燥して薄い黄苔がある。舌先は赤い。
〔問　診〕 大便、小便、食欲などに異常はない。強いて上げればコーヒーが好きだという。コーヒーを飲み過ぎても、酒を飲む人と同じように右の胸脇部に熱感が出る。
〔脈　診〕 全体に弦で左寸口と右関上が虚、左関上は実で脾虚肝実型の脈証である。
〔腹　診〕 右の胸脇部に圧痛がある。胸骨下端部に圧痛と熱感。右腹直筋が拘攣していて夜になると痛むという。心下を按圧すると抵抗があり、胃内停水がある。
〔治　療〕 胃内停水が気になったが、食欲があるというので十味敗毒湯エキスとした。肺積があり、舌の乾燥と胸脇苦満があって小柴胡湯証を思わせる状態なので十味敗毒湯としたので

ある。

〔経　過〕　7日分の服用で痛みが取れて色も薄くなり、7割方治った状態である。続いて14日分を服用して完治した。

筆者は十味敗毒湯の使い方が下手で、アトピー性皮膚炎などに用いて効いたことがない。ある人の湿疹に用いたら浮腫がきて悪化した。このときは五苓散を用いて浮腫も湿疹も治ったが、小柴胡湯証だが湿疹が出ているときは十味敗毒湯、と覚えておくのがよいようである

〔余　話〕　皮膚病は漢方薬がよく効く。その使い方だが、傷寒熱病の進み方と同じに考える。たとえば発疹が出た場合、初期であれば桂麻各半湯、少し時期が過ぎると桂枝二越婢一湯を用いる。つまり初期なら発汗して治るが、少し時期が過ぎると内に熱が入るため石膏が必要になる、ということである。さしずめ十味敗毒湯は少陽病の時期に用いる。ということになるか。もちろん表病のように見えても内に瘀血があったり津液の不足があることがある。つまり内藤希哲のいう裏虚表病や裏滞表病も多いから一筋縄では治せない。

023
妊娠中の不眠

〔患　者〕昭和59年6月生まれ。現在妊娠8ヶ月。
〔初　診〕平成23年11月7日。
〔主　訴〕神経が高ぶって眠れない。1月末に出産予定である。
〔問　診〕身体が冷える。特に下半身が冷える。大便、小便、食欲は正常。
　　　　　耳がキンキン響く。ご主人が単身赴任なのが不眠の原因かも知れない。
〔治　療〕仰臥した状態で攢竹、懸顱、翳風に置鍼15分。三陰交を単刺で補法。肩背部に補法の散鍼。
　　　　　11月8日。昨日の治療後に倦怠感があったがよく眠れた。同じ治療。
　　　　　11月15日。体調のよい日と悪い日があるが眠れるようになった。
　　　　　体調の悪い日は後頭部痛、肩こり、腹部の張りがある。同じ治療。
　　　　　11月21日。眠れるようになった。肩こり、頭痛も治った。同じ治療。
　　　　　11月28日。昨夜は不眠だった。ご主人と喧嘩すると腹が張る。

攢竹、懸顱、三陰交に置鍼している間に脾虚証として大陵、太白を補い肩の散鍼をして終わる。

12月13日。最近は眠れない日が続いているという。太谿、腕骨、足臨泣の補法と肩背部の散鍼。

12月22日。同じ治療。

1月6日。子宮口が開いているので出産しそう。産科では37週に入っているので出産可能と言われている。

腹が張るというので当帰芍薬散を服用してもらう。

1月13日に無事に出産。

2月13日。産後のためか不眠、眼が疲れる。のぼせ。大便や食欲は正常。血虚のためと考えて加味帰脾湯エキスとする。

4月25日。今月になってからストレスがあったために過呼吸、動悸。偏頭痛がある。脈を診ると腎が虚して肝が実になっている。腹証は右胸脇部に圧痛と抵抗がある。柴胡桂枝乾姜湯エキス10日分。

5月17日。少し良好。身体が冷える、不眠、口渇、頸から上が凝る。

同湯を14日分。

6月16日。良好。たまに動悸がおこりそうな気がする、という程度なので柴胡桂枝乾姜湯エキスを続服。その後は連絡なし。最近は私の所で薬方を決めてから病医院で保険で服用する人が多い。こちらも今度は◎◎湯を出してもらいなさいと指示することが多くなっている。

024
登校拒否

〔患　者〕平成12年3月生まれの女児。中学二年生。
〔初　診〕平成26年3月8日
〔主　訴〕朝起きられない。午前中は頭痛がするが、昼過ぎから元気が出て夜中は気分が高揚して寝ない。
イライラする。集中力が低下している。倦怠感がある。学校に行きたいけど行く気が起こらない。
〔望　診〕舌は乾燥。
〔問　診〕手は煩熱し、足は冷える。大便は正、食欲はある。小便もよく出る。
口渇がある。寝付きが悪くて不眠。
昨年9月から学校に行かなくなった。原因としては母親の言葉の暴力が考えられる。父親はかばっている。先月末より祖父母の所に住むようにした。
〔脈　診〕左寸口弦で有力、左関上は虚、左尺中も虚。右寸口は弦で有力、右関上も弦。右尺中も弦。
〔腹　証〕左右の不容から中脘にかけて筋の抵抗がある。左右の腹直筋が拘攣している。
〔治　療〕肝虚肺熱証として復溜、中封の補法。背部は軽く皮膚鍼のみ。

一週間後にきて、前回の治療後は楽だったが、肩こり、不眠は変わらずという。
　肺虚の気滞として太淵、後谿の補法。
　一週間後に来て良好。気分が良くなったという。太淵と商丘の補法。

〔考　察〕　脈診して肝と腎の脈が虚していれば肝虚証とするのが経絡治療家である。しかし、もしそのときに肺の脈が弦で力があればどうするか。最初はこれを肝虚肺熱証として治療したが、肺経を補って気を発散すれば治る事もある。もちろん肝、腎の脈も整う。故に2回目からは肺虚として治療した。

　このようなケースは案外にある。ただし、肺の脈が浮・中・沈の三段階で診たときに、中よりも沈んでいてもよいが、全体に脈が大きく、重按すると肺の位では脈がないことが条件である。こうなると脈診を五段階の深さで診る必要がある。

　右寸口の脈を診るとき、最初に、もっとも脈が強く拍動している部位を探す。つまり脈位を浮、中、沈と分けたときの、いずれの位にあるかを考える。あるいは浮と中との間か中と沈の間かなどを見極める。そうして、全体の脈が中よりも少し上にあるか、少し沈んでいても大きいような場合は、肺経と大腸経の気滞と考える。そうして、肺経を補うか、肺経を補った後で大腸経を瀉法する治療を施す。ただし、脈が沈の位で強くなっていて咳や喘息があれば肝虚肺熱として治療しなければならないことがあるのは当然である。このあたりの見極めについて述べたのが難経の十二難である。

　昔、福島弘道先生の弟子に聞かれたことがある。「福島先

生の治療は肺虚が多く、岡部素道先生の治療は肝虚が多いというのですが、なぜですか」答えは上記したとおりである。恐らく両先生も肝虚を肺虚と間違え、肺虚を肝虚で治療したことも有ったと思われる。

〔余話〕　登校拒否の原因は親の過保護、過干渉である。そのために自立心が育たないから動けなくなるのである。もう一つは親の愛情不足である。愛がないと子供は自立できない。たとえば母親が過干渉タイプで父親が子供に無関心だと子供は自立できない。そのために登校拒否、出社拒否、ニートという道を進むことになるケースが多い。

子供といえども親とは別な人格である。そのことを肝に命じて子育てする必要がある。最近の親は子供をペットのように考えている。もしペットが自分の自由にならないと虐待することになる。要するに子育てする親が成長していないから子供が育てられないのである。

私は様々なケースの相談を受けてきたが、私のアドバイスを受け入れない親は子供をダメ人間にしてしまうことが多い。それを思うと実に腹立たしい。最近は「あなたは子供の人生を奪ってしまうつもりか」と言って親を叱ることが多くなった。

最近の例でいうと。大学までは行ったが、就職してからすぐに退職し、家でブラブラしている若い女性がいる。もう10年にもなる。いろいろと聴いてみると本人に反抗期がなかったという。また母親は鬱で父親は酒乱である。そうして、その父親の母親が治療に来て分かったのだが、この母親、本人からすれば祖母に当る人がグレートマザーであった。その人が息子の育て方を間違えた結果、自立できないために酒乱となり、その子は父親の愛情を感じること

なく成長して出社拒否状態になったと考えられる。こうなると私では手の施しようがない。現在は時に治療に来るが、精神科の先生に診てもらっている。

025
難聴と耳鳴り

〔患　者〕 昭和16年1月生まれ。女性
〔初　診〕 平成25年9月4日。
〔既往症〕 糖尿病で薬を服用している。高血圧症。心筋梗塞。心臓の手術。
〔主　訴〕 5ヶ月ほど前に突発性難聴になった。耳の中でグジュグジュ音がする。耳の閉塞感があり、ワーンというような耳鳴り。
〔望　診〕 耳の形から肝虚体質だと思われる。下腿部に浮腫がある。舌は薄い白苔が有り全体に乾燥している。
〔問　診〕 足が冷える。いろいろと薬を服用しているために便秘する。食欲はある。眠れないから安定剤を服用している。
〔脈　診〕 左寸口弦、左関上弦で実、左尺中虚。右寸口弦、右関上沈、濇、細、右尺中弦で有力。
腎虚が有り右尺中が強くて左寸口も弦脈なので腎虚で心熱があると判断する。左関上が弦なのは薬の飲み過ぎ。右関上が沈、濇、細なのは太陰経の気滞か脾の熱である。もし脾の熱なら糖尿病が重症化している。
〔腹　診〕 胸の中央に熱がある。上腹部全体が張って抵抗が有り、不容に圧痛がある。これは食塊のためである。

〔治　療〕　翳風、聴宮、不容、巨闕、天枢、外関、後谿、照海に3ミリ程度の深さで置鍼15分。

難聴や耳鳴りには翳風、聴宮、外関、後谿、照海に置鍼することにしている。これは『蔵珍要篇』(医道の日本社刊)を参考にした治療法で、この置鍼で治った人が多い。ただし高齢になると治りにくい。

本治法は最初は肺虚肝実証だったが、2回目からは肝虚陰虚熱証として陰谷、曲泉を補った。

〔経　過〕　3回の治療で電話の時報が聞こえるようになった。

5回の治療で左右が平均して聞こえるようになり、10月5日に治療に来たときはよく聞こえるようになったとのことであった。

その後の経過は良好だが、翌年の5月に卵巣の手術を受けてから来院していない。何しろ広島県から来るのだから大変なのである。

難聴、耳鳴りの患者には上記の方法を試していただきたい。人によっては腎兪に灸頭鍼をすることもある。

026
クローン病

〔患　者〕昭和43年生まれ。専門学校生。女性。
〔初　診〕平成4年6月27日。
〔既往症〕先天性緑内障。
〔主　訴〕突発的に下腹の痛みがでる。1日4回ほど下痢。痔瘻がある。4年半前にクローン病と診断された。
〔望　診〕痩せて小柄。顔面から皮膚全体が白くて、いかにも貧血という感じ。舌は正常。
〔問　診〕下痢はするが出血はあまりない。歩くと動悸がする。夕方になると38度ほどの発熱がある。
〔脈　診〕左寸口弦で有力、左関上虚、左尺中虚。右寸口弦、細でやや有力、右関上弦でやや虚、右尺中弱。
〔腹　診〕左右の腹直筋の拘攣がある。鼠蹊上部と恥骨上部に抵抗と圧痛がある。
〔治　療〕肝虚陽虚寒証で太谿、大衝、隠白の補法。
〔経　過〕治療後一週間は腹痛なし。発熱もなかった。ただし、下痢は4回ほどあった。その後は腹痛、発熱、口内炎、動悸などがあった。よって温経湯を与えた。
　　　　　温経湯を2年ほど続けて少し元気になってきた。貧血も治ってきた。ただし、ストレスがあると腹筋が引きつって

下痢する。舌に少し白苔が出てきて乾燥している。

香蘇散と桂枝加芍薬湯を服用するように指示する。これを服用すること6ヶ月で4年ぶりに月経があった。体調も良好。

香蘇散で太陰肺経の気を補い、桂枝加芍薬湯で太陰脾経の気を補って発散することを考えた。血虚は補ったから次は気を補って発散することを考えたのである。もともと肺虚体質だからでもある。この考えが奏功して良くなったようである。

〔考 察〕ずいぶん昔の話だが、漢方を勉強している内科医から下痢が治らないという患者を紹介された。潰瘍性大腸炎だという。薬方は温経湯に決めた。これを服用することによって元気になってきたが、ストレスがあると下痢して発熱することがあった。そのときには白頭翁湯加甘草、阿膠などを用いた。あるいは烏梅丸を用いることもあった。

この患者が治ったために、その後も潰瘍性大腸炎やクローン病の患者が来るようになった。やはり温経湯、白頭翁湯加甘草、阿膠あるいは烏梅丸、黄耆建中湯などを処方して元気になっていった。

このような疾患を発症する患者は、体質として肺虚である。肺虚の人は気が停滞することがある。気が停滞する原因は血虚つまり肝虚であるらしい。それも肝虚陽虚寒証になる。肝虚陽虚になると中焦以下には寒があり、上焦には熱が多くなる厥陰病となる。それがさらに変化して上焦の心と肺の熱が、表裏関係の小腸と大腸に波及して熱を持ち、下痢などを発症する。故に鍼灸治療では肝虚陽虚寒証として太谿、太衝、隠白または三陰交を補い、背部では肝兪、腎兪、会陽を用いる。会陽には透熱灸を用いても良い

ことがある。

薬方では厥陰病として温経湯、乾姜黄連黄芩人参湯、烏梅丸、白頭翁湯とその加減などを用いればよい。

〔余話〕漢方医学（鍼灸・湯液・導引）は簡単にやろうと思えばできないことはない。鍼灸だと痩せる鍼、美顔、エステなどをやれば金儲けにはなる。漢方薬も健康食品を中心に患者を洗脳して売りつければ金は儲かる。必要なのは図々しさと巧みな弁舌だけである。

漢方医学を学ぶ者には大切な書物だと聞かされて、『素問』、『霊枢』、『難経』、『傷寒論』、『金匱要略』、『神農本草経』を繙き、病気を治そうなどと大それたことを願うと大変な事になる。先ずこれらの書物をノートに書き写す。もちろん読めるようにして意味も解釈する。分からない場合は漢和辞典や先輩の解説書を開く。ただし、「併病」と「合病」の違いや「主之」と「宜之」の違いに囚われてたり、五行説に取り憑かれてグルグル回っていると眼が廻って何も分からなくなる。それでも食べないといけないから、特効穴を覚えてグリグリと鍼を刺すことを覚える。あるいはアトピーには○○湯が良いなどと覚えて頑張る。そうするうちに我流が身について、それなりの先生になるから恐ろしい。

ではどうするのか。須く具眼の師に付いて学ぶに如くはない。もっとも弟子と師匠の関係は結婚と同じで、この人は素晴らしいと思って入門しても期待はずれになることもある。師匠の方でも、こんな弟子は要らないと思っているかもしれない。お互い様だ。漢方医学を継承し、次に伝えていくことは、ことのほか難しい。

027
膀胱炎と坐骨神経痛

〔患　者〕昭和25年3月生まれの女性。
〔初　診〕平成27年1月6日。
〔主　訴〕下腹が張って残尿感がある。冷えたときは悪い。
〔既往症〕膀胱炎、腰痛、左坐骨の骨折。
〔問　診〕以前から膀胱炎になりやすいが、今回も膀胱炎のようだという。また7年前に左坐骨を骨折してから、朝起きたときに左足全体が冷えて、足先が白くなって冷える。血圧が高いが薬は服用していない。
　　　　　また左足全体に痛みがある。痛む部位は左臀部から膀胱経と胆経の間、つまり足の三焦経が下腿まで。
〔脈　診〕全体に弦で肝虚になっている。肝虚の膀胱炎には帰母苦参丸がよくきく。
〔治　療〕帰母苦参丸を10日分ほど服用して膀胱炎は治った。
　　　　　臀部から下肢の痛みには、左環跳、殷門、飛陽、跗陽に灸頭鍼。本治法は肝虚陰虚として陰谷と曲泉の補法。曲泉は膀胱炎にも効く。
〔経　過〕1月14日。膀胱炎は良好。朝方、左足の指先が白くなって足裏が痛む。午前10時頃になると白いのが治り痛みもなくなる。治療は同じ。

1月16日。足が温まり、下腿部全体も楽になった。
1月20日。朝起きると足が白くまだらになっていたが、以前よりも温まりやすい。
1月23日。足が温まりやすくなったが、それ以上は治らない。
1月27日。下腿部の痛みが治った。足の冷えも朝方だけで足先の白くなるのも少ない。血圧も安定している。
1月30日。冷えを感じにくくなった。
2月3日。足先に赤みが出てきて痛みもなくなった。
この日、胃が悪いと言うので半夏瀉心湯エキスを7日分ほど服用してもらうことにした。
2月17日。足の痛みや冷えはすべて改善された。胃薬はよく効いたが、食べ過ぎるとムカムカする。その後は治ったということで来ていない。

028
疲　労

〔患　者〕昭和49年1月生まれの女性。看護師。
〔初　診〕平成26年8月9日。
〔主　訴〕肩こり、ときに頭痛、眼の充血、腰痛、全身倦怠感。
〔望　診〕中肉中背で特徴なし。
〔問　診〕以前は眩暈がしたことがある。大便は正常。小便も出ている。食欲はある。食後に眠気。動悸がすることがある。口渇がある。
〔脈　診〕全体に弦で左寸口と右関上の虚がある。脾虚陰虚熱証とする。
〔治　療〕黄耆建中湯エキス。
〔経　過〕黄耆建中湯を28日間服用して元気になった。ただし、職場が変わったために疲れる。加えてストレスがかかると胃から突き上がるような感じがして眼が回る。他の症状は取れている。
　　　　　この状態を奔豚気病として桂枝加竜骨牡蛎湯エキスとする。これを2ヶ月ほど服用して元気になっている。
〔考　察〕漢方を勉強している女性薬剤師が疲れるというので桂枝加竜骨牡蛎湯を服用するように言った。しかし、言下に却下された。そんな「いやらしい薬は飲めません」と。

どうも悪い宣伝が行き届いていて桂枝加竜骨牡蛎湯に気の毒である。桂枝加竜骨牡蛎湯は『金匱要略』の血痺虚労病篇に記されている薬方で、確かに腎虚で奔豚気病に用いるが、性的ノイローゼだけに効くのではない。虚労状態に用いる薬方である。故に何が原因かは別として疲れて腎虚になれば用いればよい。

下腹から胸に何かが突き上がってきて動悸がする、という奔豚気症状があればまず間違いない。単に動悸だけのこともある。突き上がってきて胃が悪いという場合もある。突き上がってきたときに血圧が高くなる場合もある。また本方証は下痢しやすいようである。これは腎虚の下痢だから腹痛は少ない。

昔、奥さんに相手してもらえないというオーストラリア人が、精液が自然に漏れて気持ちが悪い（遺精という）というので本方を服用させたことがある。20日ほどで治った。

029
過呼吸

〔患　者〕昭和49年3月生まれの女性。美容師。
〔初　診〕平成19年7月18日。
〔主　訴〕筆者の三女の紹介で来だしたのだが、離婚後、一子を育てながら美容師として修業した後、母親の経営していた美容院を無理矢理引き継がされた。37歳の時のことである。無理に引き継がされたのは母親が引退して遊びたいからだという。
それ以来、膀胱炎、腎盂炎、尿管結石、眩暈、頭痛、肩こり等を訴えて1週間に1度は来院している。ある日、過呼吸になったと飛び込んできた。
〔問　診〕少し前にも夜中に過呼吸になり、救急車で病院に行った。そのときは冷汗、悪寒、頭痛、吐き気、小便不利、下痢があったという。
現在は肩こり、右上肢の痛み、喋っていると舌を嚙む。疲労感、頭がファーとする。不眠。胃がむかむか。咽喉の詰まり感。
〔望　診〕小柄で痩せ型、色白で美容院を切り盛りするには大丈夫かなと思いたくなるような感じ。
〔脈　診〕全体に弦でやや細い。少し数。重按すると右寸口と関上が

虚ではない。詰っている感じで弦。左寸口と関上が虚。これは七十五難型の肝虚脾実証である。

〔腹　診〕　肝虚脾実証だと胸脇部に圧痛はあるが抵抗がない。よって腹診してみると強い圧痛があるのに抵抗が全くない。

〔治　療〕　難経の法則に従い商丘を寫法し中衝を補う。背部は天柱、膏肓、膈兪、肝兪、脾兪に置鍼20分ほど。

〔考　察〕　昔は難経七十五難の肺虚肝実証は特殊な証だと言われていた。確かに陰実は肝実証しかないが、決して特殊な証ではない。また肺虚肝実証だけでなく、腎虚心実証、肝虚脾実証、心虚肺実証、脾虚腎実証などもある。それでは肝虚脾実証とはどのような病態なのか。

　先ず温病の説明から。温病とは春になっても陽気が発散されないために陽明経から肺経にかけて陽気が停滞して発熱する病態である。陽気が停滞するために悪寒が無いのが特徴である。では、なぜ陽気が発生されないのか。傷寒論によると寒い時期に無理をしたために「寒毒、肌膚に隠れて春に至りて変じて温」となると説明している。これは寒い時期に無理をしたために少陰の気が虚し、陽気が発散されないために温病になるのだという意味である。

　温病の脈を診ると、左寸口の少陰は虚し、春になると発散の気が旺盛になるはずの肝の脈も虚している。そうして、右寸口と関上の太陰と陽明の気が停滞して発熱していることが分る。これを陽明経から陽気を発散してやれば解熱するので、初期であれば小建中湯などで補えばよいが、少し熱が内攻すると銀翹散が必要となり、さらに太陰経に熱が旺盛になれば白虎加人参湯などが必要となる。

　これを鍼灸治療で診れば、脈の形からして七十五難型だと言わざるを得ない。これを肝虚脾実証と名付け、法に従っ

て商丘を寫法し中衝を補うのである。

件の患者は治療後に呼吸が楽になった。その後も過呼吸になりそうになると治療に来て軽くなっている。

なお井上恵理先生は肝虚脾実証の患者は案外に多いのではないかと述べられている（井上恵理講義録・病証論・東洋はり医学会刊より）。

〔余　話〕湯液に用いる薬物は自分が採集してきて調製、修治するのが望ましい。しかし、現代ではそれができないから仕方なく輸入品に頼るが、薄荷、紫蘇葉、生姜、乾姜、葦茎、款冬花、陳皮、枳実、葛根、括樓根、附子、山薬等々、栽培や採集ができるものも多い。

輸入品に頼るのは仕方ないとしても修治だけはしっかりとするべきであろう。甘草を炙る作業は昔は誰もしていなかった。私は師匠のお教えに随い実行していた。牡蛎を焼くのも大切な修治である。後は証さえ決めれば薬が効いてくれる。

鍼灸は証が決まっても自分で施術しなければならない。これは日夜修業して痛くない鍼、気持ちの良い灸ができるようにならないと効かない。

鍼は気の至るのを感じながら刺すのだが、気が分からない人が多い。気が分かるためには、気が分かっている師匠の元で修業するのが最も早道だ。ただし、ぼんやりしていたら分かるというのではない。食べたいだけ食べて寝たいだけ寝ていては無理だ。最初は導引を覚えて手掌を敏感にする必要がある。手掌が温かくて湿り気がなくなれば気が分かるようになる第一歩である。手掌ができあがれば取穴も正確にできるようになるから、刺鍼の練習を続けていけば自然と気が分かるようになる。

030
肩関節痛

〔患　者〕昭和18年3月生まれの女性。編み物教室の先生。
〔初　診〕平成27年3月13日。
〔主　訴〕右肩関節が痛くて前後左右に挙上ができにくい。帯を結ぶ動作が困難。痛くて眠れないときがある。
〔望　診〕体格は小柄、患部の状態は普通。痩せていたり強ばり感がない。
〔問　診〕大便、小便、食欲などの変化なし。血圧も正常。
〔脈　診〕全体に弦でやや数。左寸口が少し強い。右寸口も強い。左関上も強いので肝実に見えないこともないが、肝虚で治療して肝血の疏泄作用を旺盛にすれば夜の痛みが取れるはずである。
〔触　診〕右手上腕部、肺経の流れている部位を按圧すると気持ちが良いという。
〔治　療〕曲泉、陰谷、腕骨、外関、少海、曲池に補法。
〔考　察〕肩関節が痛む人は多い。最近は七十歳になっていても肩関節が痛いという人がいる。七十肩である。
　　　　　簡単に治ってしまう例と長く治療しても思うほど治らない例がある。特に関節部分や肩上部あるいは上腕が痩せている場合は治りにくい。

この患者の場合は肝虚陰虚熱証として陰谷、曲泉を補った。肩関節が痛む場合は、脈状にとらわれず肝虚陰虚で治療するのがよい。
　腕骨、外関、少海、曲池を補ったのは、これらの経絡の流れが悪いと判断したためである。

〔経　過〕　2度の治療で夜の自発痛が無くなり眠れた。そのために数脈が消えた。挙上も十分にできだした。しかし、肩が堅くて肩井の部分が筋張っているので、少し治療を続けられたらよいと言ったが、次は4日ほど間を開けて来るという。このようなときは患者の言い分に逆らわないことにしている。どうも先生と呼ばれる人種は我が強い。自戒しなければならないようだ。

〔余　話〕　3回も治療したけど治らない、と電話で怒鳴ってきた老婆がいた。肩関節痛で治療に来たのである。「むかしお兄さんに治療してもらったときは3回で治った」と言ってガチャンと電話を切った。長兄が亡くなって既に27年にもなる。だから、この患者が兄に治療してもらったのは50歳代のころである。80歳を過ぎても勢いの良い事だと苦笑するしかなかった。

031
頸から上の汗

〔患　者〕昭和34年3月生まれの女性。
〔初　診〕平成27年3月7日。
〔主　訴〕顔と頭に脂汗が出て、頭に油を塗った感じがする。そうして、次に汗をかくと頭皮が痛む。
〔望　診〕体格は小柄で痩せて皮膚の色が黒っぽい。そのためか年齢のわりには高齢に見える。頭髪は汗で頭に張り付いた感じがある。頭に少しだけニキビ様の湿疹ができている。舌は乾燥している。
〔問　診〕足が冷えてのぼせる。動悸がしやすい。大便は正常。酒を飲む。夜中に目が覚める。盗汗が出る。寒熱の往来がある。
〔脈　診〕全体に弦でやや数。左寸口と関上は力がある。左尺中は虚している。
　　　　　右手の脈は全体に弦で普通。
　　　　　肺虚肝実証型で柴胡の証である。
〔腹　診〕右の脇下に抵抗と圧痛があり、肋骨弓の上に熱感があり圧痛がある。明らかに胸脇苦満である。
〔治　療〕柴胡桂枝乾姜湯の煎薬とする。
〔経　過〕一週間服用して冷えのぼせが少しよくなり、盗汗も少なくなり、頭の汗も少なくなったような気がするという。続い

　　　　　て一週間服用してもらおうと思ったが、本人が3週間分欲しいというので21日分とした。
〔考　察〕病症も脈証も腹証も柴胡桂枝乾姜湯証である。問診した内容は、脈証や腹証を診てから、柴胡桂枝乾姜湯証ではないかと思って聞きだした。
　　　　　なぜ盗汗が出るのかというので、酒を飲んで内臓に熱がこもるからだと説明した。頭の汗も同じ事だが、果たして酒を止められるかどうか。
〔余　話〕痛みがある疾患の場合、酒は中止するのがよい。たとえば歯が痛いときなど少し飲んでも痛みが増す。それでも酒を止めなかった人が昔いた。そのころからか私は患者に一度は注意するが、しつこくは言わないことにしている。好きな物は止められない。ただ治るのが遅いことだけは伝えるようにしている。後は何も言わない。
　　　　　先生によっては患者を指導すると言うが、私は患者を指導するとは思っていない。言っても実行する人は少ないからだ。酒を飲んで神経痛が痛むと言う人でも黙って治療して治すようにしている。

032
みぞおちの痛み

〔患　者〕昭和27年2月生まれの女性。
〔初　診〕平成27年3月13日。
〔主　訴〕今年の1月に右目の眼底出血を発症し、それを気にしていたためか2月下旬になってみぞおちの部分が痛くなった。食後に心窩部から右の脇下にかけて痛み、下腹は痛くはないが腸鳴がある。
　　　　　12年くらい前に来たことがあり、いろいろな病気を治してもらったのだというが、名前と顔に記憶は有っても、何を治したか憶えていない。昔は必ず憶えていたのだが歳のせいか。しかし、このような患者は多い。独立してから37年、兄の治療院からだと47年にもなるといろいろな患者を治療していて、その人達が今でも来てくれる。
〔望　診〕中肉中背で特別な特徴は無い。舌は乾燥して少し白苔がある。
〔問　診〕食欲はあるが大便は不消化気味。その他は異常なし。
〔脈　診〕左寸口は虚。左関上は弦で実、左尺中は平。右寸口は弦で有力、右関上は弦で虚、右尺中は弦で有力。
　　　　　脾虚肝実証である。右寸口の脈が強いが咳や喘鳴はないので肺熱ではない。眼底出血したために上気して強いのかも

しれない。
　右尺中が強いのは過労または不眠のことが多いのだが、これが亢進すると左寸口脈が強くなり、腎の脈が弱くなる。欲求不満でも強くなることがあるが、年齢からすると考えすぎかも知れない。もっともあればかりは個人差が大きいので断定はできない。

〔腹　診〕　右の脇下に抵抗と圧痛があるが熱感は少ない。
〔治　療〕　脾虚肝実熱証として労宮、太白の補法と行間、臨泣の寫法をおこなった。
　背部は厥陰兪、膈兪、肝兪、胆兪、脾兪に切皮程度の置鍼20分。
　心包の脈が強いときは労宮を使うとよい。
〔経　過〕　翌日も治療に来て痛みが消えたとのことであった。その後も数日おきに治療に来ている。
〔余　話〕　若い鍼灸師が見学に来た。夕方になって「先生の所には胃が悪い人や熱が出ている人も来るのですか」という。君の所には来ないのか、と問うと「運動器疾患だけです」という。例えば腰痛で治療に来ても、全身を診て証に応じた治療すれば排泄も食欲も旺盛になって治りやすいから、次に胃が悪くなったときには鍼治療に来る。あるいは肩こりを治すつもりで来たら、同時に風邪気味だったのが治った、という経験によって、風邪の時にも鍼に来るようになるのである。

033 ふらつき

〔患　者〕　平成3年9月生まれの男性。大学生。
〔初　診〕　平成28年4月1日
〔主　訴〕　3日前からふらふらする、というのが主訴である。加えて全身の倦怠感がある。
　　　　　この患者は小児の頃から来ていて、ご両親も兄弟も治療に来ている。今回は大学生になってから初めての来院である。現在、某大学薬学部の四回生である。
〔脈　診〕　脈を診ると弦で大、やや数。案外に力がある。念のために検温すると37度3分の微熱。血圧を測定すると150～85である。脈拍85。血圧が高くなったためのふらつきかと思われる。全身の倦怠感は微熱のためであろう。
〔腹　診〕　左右の脇下に抵抗があり、腹直筋も少し拘攣している。中脘に詰まりがある。臍傍も抵抗がある。若いのにメタボおじさんのような腹である。体つきも少し太り気味だ。ただし、髭面なので体質は肺虚であろう。ということは運動不足なのだ。そのことを本人に伝えると、少しも運動していないらしい。実験室にこもりきりなのだ。
　　　　　それにしても若いのに血圧が高いのはどうした訳か。やはり運動不足なのであろう。

〔治　療〕　肺虚証として魚際、商丘、後谿を補い、背部は接触鍼で散鍼して終わりとした。
〔経　過〕　翌日は少し楽になった。ただし、立っているとふらつく。体温は37度。血圧は141〜77である。

　　　　　脈を診ると全体に有力で、腎が虚して命門が有力である。これは欲求不満がある。若いのに彼女がいないらしい。肺虚体質だから適当に放出するほうが身体によい。酒も飲まない真面目な青年なのだ。これは室女病だと考えられる。室女病とは。セックスをしたいのに我慢していると命門の陽気が旺盛になる。命門の陽気が旺盛になると腎の津液が虚す。それで左尺中は虚し、右尺中は強い脈になっている。加えて腎の虚熱が肝に伝わるから肝実になって発熱することがある。室女病とは、未亡人や尼さんが現しやすい状態だから命名されたのだが、実際には男性にもある。なお、このことは本人には告げなかった。

　　　　　治療は肺虚肝実証として行間、足臨泣の寫法。復溜は補法。背部には浅く置鍼したが、最後に頸の凝りを取ることにした。特に左の天柱、風池、完骨あたりがコリコリである。翌日が休みなので柴胡桂枝乾姜湯を2日分服用してもらい、月曜日に来てもらった。

　　　　　極めて良好とのことであった。ふらつきもなく、脈も穏やかになり、血圧を測る必要もなくなっていた。同じように肺虚肝実証として治療して、背部は全体に置鍼。同じように頸凝りに治療。頸の凝りは硬結に対して5ミリほど刺入して速抜する方法で取る。

　　　　　徳島の大学に帰るというので、後は弟子のO君に治療してもらうように紹介した。

034
不 妊 症 8

〔患　者〕昭和32年12月生。
〔初　診〕平成6年6月2日。
〔主　訴〕不妊症を専門にしている医院で子宮膜が薄い。卵管が詰りやすい。しかし、排卵はしているとの診断を受けている。
〔既往症〕以前に卵巣を一つ除去している。また子供は一人産んでいる。
〔望　診〕体力がありそうな感じ。肥満はしていない。舌は正常。
〔脈　証〕全体に細。左寸口虚、左関上沈、濇、細、左尺中も沈、濇、細。
右関上虚。
この脈証は脾虚型だが、左関上と尺中に特徴がある。これは瘀血によるもので、このような沈、濇、細の脈が出ている時は気鬱になりやすい。それを問診すると「落ち込みやすい」ということであった。
〔腹　証〕瘀血を注意しながら腹診した。右の不容に圧痛、右の脇下に筋性の抵抗、左右の鼠蹊上部に圧痛がある。しかし、表面は全体に水滞がある。
〔触　診〕左右の三陰交に圧痛がある。
〔問　診〕大便が時に堅いことがあるが正常。小便も正常。食欲はあ

る。気分は落ち込みやすい。

〔治　療〕　一貫堂の柴胡疎肝湯とする。ただし、大黄と芒硝は抜いている。同湯を1ヶ月ほど服用したところで、かかりつけの不妊症専門の医院から中止するように言われたので止めた。しかし、卵はよく育っているとのこと。

それから三ヶ月後、9月9日に妊娠が判明したと電話をもらった。本人のいうのには、煎じ薬でできたのだと。

その後、妊娠中の咽喉痛に銀翹散エキス、咳に小青竜湯エキスなどを服用してもらった。

それにしても不妊症を専門にしている医院の先生はどう思っているのだろうか。漢方薬を中止させた真意は不明だが、ときどき「現在の治療薬の効果が分りにくいから漢方薬を中止してくれ」というドクターがいる。しかし、患者は実験台ではない。何がよくて妊娠したかは不明だが、何はともあれ妊娠したのだから良いわけだ。他の病気についても同じで、患者が楽になれば何をしてもよい、と考えるべきであろう。

もっとも、患者を紹介したのに、検査だけして後は池田先生に治療してもらいなさい、という医師にも困ったものである。鍼灸や漢方薬では治りにくいから紹介しているのに。

035
食事時にむせる

〔患　者〕昭和52年12月生。主婦。
〔初　診〕平成26年2月19日。
〔主　訴〕食事の時にむせるというのが主訴である。それ以外にはない。

この患者は以前に鼻炎で来院して鍼治療で治ったことがある。その症例はどこかで書いたかも知れない。その後、結婚して来なくなっていたが、兄弟や母親が漢方薬を飲みたいというので自分も来たという。

鼻炎は耳鼻科でレーザーで焼いたために鼻づまりがひどくなったが、肺熱があるとして尺沢を瀉法して治ったのである。

〔望　診〕中肉中背だが結婚して痩せた感じである。
〔問　診〕肩こりがある。大便は正常、小便も出ている。口渇がある。
〔脈　診〕全体に弱だが、左右の寸口が有力で左右の尺中は虚している。難経でいう男性の脈を表わしている。
〔腹　診〕右の胸脇部に圧痛がある。
〔治　療〕柴胡桂枝乾姜湯エキスとする。
〔経　過〕同湯を服用して鼻水は減ったが咽喉が渇くのが増したという。そこで柴朴湯エキスに変えると調子がよい。大便も2

日に1回は出る。最初に便秘だとは聴いていなかったのだが。

柴朴湯を三ヶ月ほど服用して体調がよかったのに、たまたま検査したところ肝臓の数値が高く、膠原病の数値も高く出た。

口が渇き、咽喉も渇いてむせる。口角炎ができている。

脈診すると脾虚腎虚である。陽虚か陰虚か判断に迷う状態だ。陰虚なら八味丸か四物湯、陽虚なら真武湯か苓桂朮甘湯だが、渇きがあるので十全大補湯エキスとした。

同湯を服用しだして身体が温まり、便秘が解消し、食欲が正常となり、咳が出なくなり、咽喉も治った。何もかも良好というわけである。問診の方法が悪かったのであろう。同湯を二年余り服用している。

この方は子供がいないが、貧血がちで疲れるという女性に十全大補湯を服用させたら数ヶ月で予期せぬ妊娠をした。この方も妊娠してくれるとよいのだが。

036
乳腺炎と乳汁不足

〔患　者〕昭和56年1月生。主婦。
〔初　診〕平成25年1月26日
〔主　訴〕24年の6月6日に出産したが、母乳が出にくい。乳房の痛みもある。全身の倦怠感がある。熱はない。
〔望　診〕色白で頬がピンク色。少し浮腫の傾向がある。舌は変化なし。
〔脈　診〕全体に弦で力があるが、重按すると虚している。産後の疲れが取れていない感じで、この脈だと当帰芍薬散が飲めそうである。
〔腹　診〕全体に膨満していて水滞があり、圧痛や硬結は見当たらない。
〔問　診〕肩背部から頸筋にかけての凝りがある。慢性的な便秘（便秘だと当帰芍薬散ではなく当帰散が良い）。食欲はある。
〔治　療〕脾虚証として大陵、太白、陥谷、合谷を接触鍼で補った。背部にも軽く接触鍼。肩背部にも同様の治療。
顔面にピンク色が現れていて、全身の倦怠感もあるため陽虚の面載陽とみて軽く治療したのである。
〔経　過〕翌日になって母乳が良く出だしたとのこと。肩こりはまだある。この日は乳房の痛む部位にも接触鍼。

治療して帰った夜は悪寒がして項頸部がこり、頭痛がしたが朝になって治っている。胸の痛みも無く母乳もよく出ている。同様の治療。

次の日には乳房のしこりが大部分なくなり、母乳が出て肩こりも軽くなっている。ただ鼻水が出る。

2月9日までに6回ほど治療して休む。

2月28日に母乳が出ないと来院。治療するとよく出る。

3月22日にぎっくり腰で来院。これは肝虚陽虚寒証で太谿、太衝を補って良好。2回の治療で治る。

3月25日に左乳房の痛みで来院。脾虚証として大陵、太白、内庭の補法。母乳が出ないために赤ちゃんに乳首を噛まれて化膿したというので紫雲膏を塗布するようにし、荊防排毒散エキスを3日分出した。

その後、10日に1回くらいの割合で鍼治療し、8月19日で完治した。その後、26年1月21日に夜になると激しい咳が出ると言って来院。

脾虚証として大陵、太白を補い、肺兪に透熱灸3壮、腰眼に透熱灸7壮。翌日には咳が治って安眠した。

037
糖尿病と下痢

〔患　者〕昭和43年8月生まれ。会社経営の男性。
〔初　診〕20年近くも前のことなので記録がない。
〔既往症〕阪神大震災に遭遇しているというから、20年よりも古くはないが、最初は頭痛が主訴であった。それ以前に胃潰瘍と鞭打ち症に2度なっている。

頭痛で治療に来たときは本治法は忘れてしまったが、天柱、風池の刺絡で治していた。2度ほど治療すると治るが、それもいろいろな鎮痛剤を服用して治らないと来る。

もっと早くから来たらどうですかとか、漢方薬を服用したらどうですかなどと言っても返事をしない。態度が横柄なのだ。だから治療したくないのだが、この患者の祖母も母親も姉も来ているためにやむなく治療する。

しばらく来なくなっていたが、鎮痛剤の飲み過ぎでアスピリン喘息になり、加えて腰痛を発症し、それが坐骨神経痛になっている。来院するまでに脳外科に行って鎮痛剤の注射をしてもらったり、整体師のところへ行っている。もちろん治らないから来院したわけである。

坐骨神経痛と腰痛は腎虚証として治療し、痛む部位には灸頭鍼を用いた。しかし、これも続かず、3年ほど来なかった。

久しぶり来たら糖尿病になったという。本人は黙っているが、奥さんの話だと生活が無茶苦茶なのだという。

夜中もずっと仕事をしていて、朝方四時過ぎに帰宅して食事を摂り、10時頃まで寝て出社して仕事する。その間、昼、夜、夜中と食べるから1日4回は食べている。そのために血糖値が高くなったのであろう。酒は飲まないが睡眠不足も関係している。

このときも数回、治療してから来なくなった。

〔主　訴〕　久しぶり来たが下痢だという。これが平成27年2月の話。3ヶ月ほど前から下痢になった。ストレスから来るものと病院で診断されて薬を服用したが1日10回ほどの水様便が止らない。便意があるとすぐに出る。腹痛はない。要するに何を服用しても止らないのである。

血糖値は300程度でHbA1cは8～9。腰は良好だというが見ると手術している。

〔脈　診〕　相変わらずデカイ態度なので黙って脈診したが、弦、大、数で脾虚腎虚の陰虚と出た。

〔治　療〕　先ず天枢、関元、陰陵泉、三陰交に灸頭鍼。本治法は陰谷の補法。

背部は脾兪、三焦兪、腎兪の灸頭鍼。

八味丸を併用。3回治療して夜2回、昼2回の下痢となり、少し固まってきた。合計10回ほど治療したが、下痢が1日5回くらいになったためか来なくなった。

〔考　察〕　患者にぺこぺこ頭を下げて欲しいわけではないが、気に入らないことを言うと無視するような患者は歓迎しない。治療院に入ってきても無言である。もちろん生活態度を変えたらどうかと提案しても無視される。

下痢だと言ってきたとき、これは糖尿病による腸の自律神

経の乱れによるものだから、糖尿病を治さないとダメだと言った。そんな話は聞いたことがない。病院の先生は糖尿と下痢は別の治療をしているという。私も無視していたら、自分でインターネットで調べたらしく、先生のいう通りだと。それで今度は糖尿病専門の先生に診察してもらうという。

どうぞ御勝手にというところだが、診てもらうと私と同じように言われたという。生活が不規則なのは言ったのですかと問うと、それは黙っていたらしい。

しかし、それにしても、これほど自分を痛めつけるような生活を続けて、次々と病気になる心理状態は何なのか。これはあくまでも推測なのだが、この患者の親はグレートマザーである。因って、この患者はマザコンではないかと推測した。そうして、そのような母親に褒めてもらいたいために無理して仕事をしているのだと思われる。あるいは病気になれば優しくしてくれると無意識に考えているのかも知れない。いずれにしても困った患者だが、次は何を言ってくるか楽しみではある。

〔主　訴〕この症例を書いた後、無意識が通じたのか、この患者が来た。今度は咳だという。風邪気味で咳がどうしても止らないらしい。

何を言っても無視されるから、こちらも黙って治療した。相変わらず脈が弦で数、脾虚腎虚がある。糖尿病は少しも改善されていない。

型どおり陰谷と陰陵泉を補って、腰眼に8壮と肺兪に3壮の透熱灸をすることにした。肺の脈がやや強くて少し心配だったが、瀉法気味に三壮だから大丈夫だろうと考えた。この方法を5回ほど続けて治ったのか来なくなった。

038
往来寒熱

〔患　者〕昭和42年生まれの女性、立ち仕事をしている。
〔初　診〕平成27年4月4日。
〔主　訴〕更年期だとの訴えであったが、詳しく聞いてみると、逆上せて全身に汗が出るという。そこで「カーと熱くなって汗が出て、後が寒くなるか」と問うと、まさにその通りだという。俗にカースー病と言われる状態で、専門的には寒熱の往来である。確かに更年期の女性に多いが、まだ閉経していない。ただし、月経は不規則だという。
〔脈　診〕脈を診ると弦で数。左尺中が虚して左関上と左寸口が有力。これを肺虚肝実証で柴胡加竜骨牡蛎湯か柴胡桂枝乾姜湯のいずれかが適応すると考えたが、それを確かめるために問診する。
〔問　診〕足が冷える。大便は正常。小便は夜間に4〜5回は行く。食欲はある。盗汗がある。肩こり。腰痛があるため病院で出してもらった鎮痛剤を服用しながら仕事している。血圧が高いために降圧剤を服用しいる。動悸はない。食欲はある。
　　　　　以上の病症から考えると、便秘がないこと、盗汗があることから柴胡桂枝乾姜湯証のようである。この患者は極めて

小柄である。舌に白苔なども無く、顔面には光沢が出ている。この光沢は腎虚のためである。

〔経　過〕柴胡桂枝乾姜湯エキスを一週間服用して寒熱の往来が軽くなり、汗が出なくなった。夜間の排尿が無くなった。引き続き同湯を服用してもらうこととして2週間分を出した。恐らく1ヶ月も服用すると完治するのではないかと言った。何しろまだ若いのである。

〔余　話〕昔、精神科のドクターで漢方を勉強している方が、カースー病にはデパスと加味逍遥散を飲ませると治る、と言っていたが、寒熱の往来にも2種類ある。一つは、この症例のように慢性的なもので検温しての発熱はない。証は肺虚肝実証もあるが、肝虚陰虚熱証で加味逍遥散証がある。次に述べるのは急性熱病で発熱しているときに現れる寒熱の往来である。

〔主　訴〕痩せた老婦人がインフルエンザの後から寒熱が往来して苦しいと訴えてきた。熱い時には体温計でも熱があるのに医師は相手にしてくれないという。
　　　　　筆者の思い違いかも知れないが、最近の若い医師は老人に対して不親切だ。確かに取るに足りない病症を訴えてくる老人は多いが、この患者は明らかに少陽病である。
　　　　　脈を診ると沈でやや細、弦でやや数。脾虚肝実熱型になっている。この状態の少陽病は腑に近いところに熱が入っているから便秘しているはずである。問うと確かに便は出ていない。舌をみると乾燥して少し白苔がある。口渇もある。これは小柴胡湯証に間違いない。よって同湯の煎薬を7日分とした。
　　　　　これを服用して寒熱の往来が止り、食欲が出てきて排便もするようになった。さらに1週間分服用して廃薬した。

〔余　話〕　それにしても発熱しているのに「治った」と突っぱねる若いドクターには困ったものだ。昔の医師はもっと信頼できたが、最近の若い人はヘルペスとニキビを間違えたり、虫さされと蕁麻疹を間違えたりする。

　悪寒と発熱がなぜ起こるのか。

　熱病で肝経に熱が入ると、肝の臓にまで熱が入ろうとする。しかし、臓は熱を腑に返す性質があるから、熱は胆や胆経に出ていこうとする。また陽経は熱を発散する作用がある。しかし、陽気を発散するだけの勢いがないから、熱は胆経に停滞する。停滞する熱が多くなると発熱するし、肝経や肝臓に熱が入ろうとする。肝経や肝臓に熱が入ると外には陽気が無くなるから悪寒が発生する。このような状態の繰り返しで往来寒熱するのである。このようなときは肝経を瀉法して陰気を補い（薬物では柴胡と黄芩）、熱を胆経から発散してしまわないと治らない。あるいは小便が出て熱が無くなることもあるし、大便が出て熱が抜けることもある。

　更年期の寒熱往来は少し病理が違う。更年期の場合は多くが肝虚陰虚熱証になっている。その陰虚熱が発生したために外に出てくるとカーと熱くなるが、発散してしまうとスーと覚めるのである。前者は肝実熱、後者は肝虚陰虚熱だから薬方も鍼灸治療法も違う。ただ先に述べた柴胡桂枝乾姜湯証は、肝実証だから少し意味が違う。

　これは腎虚の虚熱が肝胆経に停滞して寒熱の往来を発生させているのである。そうして、このような状態は熱病からも発生するが、他の原因からでも発生する。

039
慢性膵炎

〔患　者〕昭和46年生まれの男性、電気工事関係の仕事。
〔初　診〕平成24年8月18日。
〔主　訴〕慢性膵炎ということで来院。松山市からなので漢方薬を希望。
〔望　診〕案外に小柄な感じで皮膚の色は浅黒い。外で仕事している関係だと思うが、光沢は少ない。
〔脈　診〕弦で脾虚型。つまり左寸口と右関上が虚している。
〔腹　診〕右胸脇部に熱感があり、左右の腹直筋が拘攣している。
〔問　診〕大便は初め硬く後に下痢。腸鳴がある。吐き気があり、胃もたれがある。口渇はない。1年に1度は膵臓が痛くなり入院している。原因は飲酒だが、なかなか止められない。また痛んで入院するのではないかと常に不安感がある。
〔治　療〕半夏瀉心湯エキス10日分服用。
10日後に来て、左脇下が痛みだしたという。そこで柴芍六君子湯とする。そのとき、今治まで来るのは大変だから県立中央病院の漢方科を紹介した。しかし、その後も柴芍六君子湯を1ヶ月ほど服用した。
その後、連絡無し。
〔経　過〕2年半後の平成27年5月6日に来院。その後の経過を聞

くと、いろいろと病院や漢方薬局に行ったが変化が無く、3ヶ月に1回は痛みで入院している。

〔現　在〕脈は全体に弦で脾虚。腹直筋が左右とも拘攣している。

下痢しやすい。全身の倦怠感。口渇。食欲はある。現在は禁酒している。

舌は薄い白苔があって荒れている感じ。

疲労感と下痢、および腹証や脈証から黄耆建中湯エキス10日分とする。

これを服用して大便が気持ちよく出だした。舌も腹も全体に改善の傾向が出ている。次いで同湯エキスを15日分服用。

脈証や腹証から考えて、さほど難しい病気だとは思えないが、今回、薬が適合したのは禁酒のためでは無いかと思われる。

〔余　話〕治療家は酒もタバコも止めて患者の手本にならないといけない、と崇高なお考えの先生がおられるが、私は患者に注意するほどの聖人君子ではないし、人間としての本能は止められないから、患者にも注意しないし、自分も注意していない。

040 腰痛と足の震え

〔患　者〕昭和36年1月生まれの女性、元保育士で現在は退職。
〔初　診〕平成25年12月18日。
〔主　訴〕腰痛と足が振えて小刻みに歩行する。済生会病院で頸部のレントゲン検査を受けたが異状は無かった。
〔望　診〕痩せているが顔貌に変化はない。眼は切れ長で肝虚体質のようである。ただし、耳の形が腎虚になっている。左右の足先が震えている。
〔脈　診〕弦でやや数。左関上と左尺中が虚して右寸口が少し有力。
〔腹　診〕上胸部に熱感、胸骨下端部に少し熱感。左右の腹直筋が臍傍まで続いて引きつっている。
〔問　診〕便秘。食欲はある。睡眠は正常。
〔治　療〕肝虚肺熱証として復溜、中封の補法。背部には硬い部分に切皮程度の置鍼をし、その上に知熱灸。
念のために脳神経外科に紹介してパーキンソン病の検査をしてもらうことにした。
〔経　過〕1週間後に来院して病院の検査では異常が無いとのこと。腰痛は少し良くなったという。同じ治療。
1ヶ月後に来院。腰痛は治ったが、現在は気鬱がある。足の震えは変化なし。

脈診では肺虚肝実証と出ていたので柴胡桂枝乾姜湯の煎薬とした。まず7日分の服用。

7日後に来院。大便が気持ちよく出だした。震えが収まってきたが、緊張すると震える。同湯を続服。

その後、服薬を中止していたが、平成26年11月より再開。現在まで忘れながらも服用して諸症状が改善されている。

〔余　話〕　手足が震えるというとすぐにパーキンソン病を思い浮かべる。震えは風病である。よって治療は肝虚陰虚熱証とし、湯液は抑肝散加陳皮半夏証が多いように思われる。肝虚陰虚証には腎虚もあるから腎の津液不足が主な原因とも考えられる。よって津液を多くする地黄が必要だし、腎兪の透熱灸や灸頭鍼も有効である。

高知で開業しているK君が私の所で勉強していた頃、パーキンソン病の便秘に丹渓心法の潤腸湯を用いてよく効いたことがある。

041
痔　瘻　1

〔患　者〕昭和21年生まれの女性、無職。
〔初　診〕平成21年12月14日。
〔主　訴〕２０年前に痔瘻になったが３日前から再発した。
〔望　診〕ふっくらと肥って60歳すぎには見えない静かな婦人。眼も涼やかである。
〔脈　診〕脈は全体に弦で虚。左寸口と右関上が虚している。左関上は滑実。
　　　　　弦で虚は虚労が原因であることを示しているが、左関上の滑実は肝実熱に痰飲が加わっていると考えるか。もしそうなら虚労のみ治する方法では駄目かも知れない。しかしまた、虚から補うのが漢方の常道ではある。
〔腹　診〕左右の腹直筋が軽く拘攣している。この腹証は建中湯であろう。とすれば虚労か。
〔問　診〕恥ずかしそうに小声で静かに話する。あまり多くは語らない。大便が硬いと。食欲はあるらしい。
〔治　療〕虚労と考えて黄耆建中湯とする。黄耆建中湯は肝実にも使える。煎薬で膠飴も加えた。これを服用して便通がよくなり、患部が乾燥してきた。
　　　　　肛門は魄門という。肺と関係がある。故に肺虚体質の人が

体調を崩すと痔が悪くなり気鬱になる。魄門が乾燥したのは陽気の循環が旺盛になったためである。

〔経　過〕4ヶ月ほどの服用で排便後の痛みも出血も化膿も無くなった。黄耆の効能たるや大である。

現在は1年に2度ほどエキス剤20日分を取りに来て服用している。

痔の疾患は痔瘻はもちろんのこと痔核でもなかなか治りにくい。一つは食べ物の関係がある。お酒が好きな人の痔核は先ず治らない。

ある患者が会社の関係で中国に行った。そこで知り合った中国人女性と結婚して日本に帰った。しばらくして治療に来たが、痔が悪いのだという。効いてみると奥さんは四川省の人なので辛味の利いた四川料理を毎日食べさせられた。それで痔が悪くなったのである。辛味を控えてもらったら治ったと言っていた。

しかし、あまりにも激しい痔核は手術したほうがよいかもしれない。詳しくは知らないが最近の外科技術は急速に進歩している。

042 発　熱　1

〔患　者〕昭和23年生まれの女性、無職。
〔初　診〕平成23年8月27日。
〔既往症〕異形狭心症と言われている。ときどき胸が苦しくなる。異形狭心症とは、冠状動脈が細くなっているのではなく、心筋が収縮するために発作が起こる狭心症とのこと。その他、喘息、アレルギー、頸椎管狭窄症、胆嚢炎、肝炎など。
〔主　訴〕高熱が6日間続いている。熱の出方は朝は37度台だが、午後から夕方にかけて高熱になる。39度以上。発熱する前は悪寒がある。
この状態だと瘧病のようだから柴胡剤かもしれない。
病院の検査では肺炎はないというが治らない。
〔問　診〕発熱以外に声がれと咳、咽喉痛、脚の引きつり、全身の関節痛、背筋の痛み、全身の倦怠感、食欲無し、便秘、口渇などがある。
〔望　診〕小太りで栄養状態は十分。舌は乾燥している。
〔脈　診〕全体に弦で数。左寸口弦、左関上弦実、左尺中弦、右寸口弦で虚、右関上弦で虚、右尺中弦でやや有力。
脈で考えると肝実熱があるのは間違いないが脾肺の虚である。故に柴胡剤でも表に近い部分の熱だと考えられる。も

ちろん午後からの高熱は脾虚があることは間違いない。

〔腹　　診〕　左右の肋骨弓下に沿ってことごとく圧痛がある。心下痞もある。

〔治　　療〕　柴胡剤として柴胡桂枝湯３日分とする。
　　　　　　　鍼治療は太白を補い行間を寫法した。

〔経　　過〕　２日後に解熱。身体が少し楽になり、腰痛などの関節痛がなくなった。食欲が出てきた。排便があった。舌が潤ってきた。
　　　　　　　しかし、咳が取れていない。
　　　　　　　小柴胡湯加南天実とする。鍼治療は行間の寫法と復溜の補法。以上の治療で５日後には咳も止り平熱となり元気になった。
　　　　　　　その後、この患者は１週間に１度ほど鍼治療に来ている。証は脾虚肝実である。肝炎、胆嚢炎の既往症があるためか、胆の脈の強さがなかなか取れない。最近になって動悸がするというので肺虚肝実証で治療している。奔豚気病のようである。

043
発　熱　2

〔患　者〕昭和31年生まれの女性、居酒屋の奥さん。
〔初　診〕平成27年4月23日。
〔主　訴〕一昨日から38度の発熱が続いている。咳と声がれがある。鼻づまり、関節痛、腰痛。
〔既往症〕最初に来たのは平成10年なのでずいぶん昔だが、そのときは月経痛が主訴であった。その後、胃痛、鼻炎、頭痛、風邪、腰痛、偏頭痛等々で治療に来て、いずれの場合も2〜3回の治療で治っている。
〔問　診〕病院で抗生物質や咳止めをもらっているが治らない。食欲はあるが便秘がち。口渇。咽喉痛。
〔望　診〕やや肥満。舌は乾燥して白苔がある。
〔脈　診〕全体に弱く数。左寸口と右関上が虚して左関上が他の部分よりも強い。発熱しているのに弱脈とは理解に苦しむが、このような状態は案外に多い。これは抗生物質などを処方されて、邪熱も陽気も無くなったためである。抗生物質は身体を冷やす。ただ総ての邪熱がなくなればよいのだが、肝経にだけは熱が残って発熱しているのである。熱を取ってしまうか何もしなくて陽経すべてに熱があるほうが治しやすい。

ついでに言っておくと、検温して熱がなくなっても肝経の熱は残ったままになる。その熱が将来、腫瘍を発生させる原因になる。だから発熱したときは鍼灸や漢方薬で治すのが最もよい方法である。ただ技術が未熟だと効かない。

〔腹　診〕胸脇部に圧痛と抵抗がある。
〔治　療〕胸脇苦満と舌の白苔乾燥から柴胡剤の証と考えた。脈が少し弱いが、脈証は脾虚で少し肝実の傾向があるので柴胡桂枝湯3日分とする。

　鍼治療は攅竹、眉の中央の攅竹の変動穴、四白に置鍼五分ほど。本治法は大陵、太白、陥谷、陽池の補法。背部は全体に接触鍼で補法の散鍼。

〔経　過〕翌日には解熱。少し痰が絡む程度になった。同じ治療をして柴胡桂枝湯を3日分とする。なお病院でもらった薬は飲んでないとの事であった。

044 心臓病

〔患　者〕昭和31年生まれの女性、立ち仕事をしている。
〔初　診〕平成27年3月23日。
〔主　訴〕数年前から時々心臓が痛む。検査では異常が無いしニトログリセリンも効果がない。
卵巣が腫れている。糖尿病の境界型。低体温症。
〔既往症〕慢性中耳炎、気管支炎、肺炎。
〔問　診〕心臓の状態は階段などを昇るとバクバクと動悸がする状態。頭痛、足が冷える。便秘がち。夜間尿1回。ストレスによる過食。コーヒーが好きで1日5杯くらい飲む。不眠がちで4時間ほどしか眠れない。膝の痛みがある。
〔望　診〕やや肥満して水太り。舌は大きいが苔や乾燥はない。歯型もない。
〔脈　診〕全体に弦で強い。左右の尺中は虚、左右の寸口は他の部位よりも強い。
〔腹　診〕胸骨下端部に熱感。鳩尾の周辺に抵抗と圧痛。回盲部に圧痛、鼠蹊上部に圧痛。
〔治　療〕動悸を中心に苓朮剤、竜骨牡蛎などが考えられるが、階段を昇ったときに動悸がするのは虚労である。虚労病の中で動悸に効くのは桂枝加竜骨牡蛎湯と炙甘草湯と八味丸であ

る。その中から便秘がちなので炙甘草湯とした。煎薬である。

〔経　過〕同湯を35日分服用して動悸などはなおったが、ある日から急に下痢になり、薬を飲むと吐き気がしだしたという。よって桂枝加竜骨牡蛎湯としたが、その後は連絡がない。

〔考　察〕コーヒーを1日に5杯も飲むと眠れなくなるのは当然であろう。60歳が近いのだから。また動悸がするのもコーヒーに原因があるのではないか。このことは本人に伝えたと思うのだが記録していない。最近のことなのに忘れている。不眠の原因には飲酒もある。夕食時に酒を飲むとすぐに眠くなり、うたた寝する。しかし、眠る時間になると眼がさえて眠れない。これは酒の陽気が頭に残っているためで、朝方になっても眠れないことがある。しかし、こんな話をしても酒が止められない。それで眠れないと大騒ぎをする。

045
舌　炎

〔患　者〕昭和35年生まれの女性、無職。
〔初　診〕平成27年5月7日。
〔主　訴〕2ヶ月前から舌炎で痛みがある。そのために食べ物に味覚がない。
　　　　　加えて花粉症があり、その薬のために胃が悪くなり、診察してもらうと逆流性食道炎だと診断された。
〔既往症〕なし。
〔望　診〕小柄で少し痩せた感じ。顔色は悪くない。瘀血色もない。舌は乾燥して白苔があり、舌質は赤い。
〔問　診〕大便は3日に1度。食欲は食べたら食べられるけど味が分りにくい。
　　　　　この状態は半夏瀉心湯証だと思ってゲップ、心下痞、腸鳴の有無を効くと、腸鳴以外はすべてある。
〔脈　診〕全体に弦で強い。重按すると左寸口と右関上が虚して脾虚型を示している。
〔治　療〕T社の半夏瀉心湯の煎薬7日分とする。
　　　　　7日後に来られて大部分が治ったとの事であった。念のためにもう一週間服用すると同湯を持って帰られた。
〔考　察〕ありきたりの症例で申し訳ないが、半夏瀉心湯の典型的な

証だったので取り上げた。舌は乾燥して白苔があるので柴胡剤も考えたが、舌炎とか口内炎には黄連がよいし、胃の弱い人の花粉症には半夏瀉心湯がよく効くので同湯に決めた。

食欲は無いが食べたら食べられるという病症は、『傷寒論』でいう厥陰病、鍼灸証では肝虚陽虚寒証の必須病症である。

思うに。半夏瀉心湯は黄連と黄芩で胸の熱を取り、乾姜、人参などで中焦を温めている。つまり厥陰病の上焦の熱と中焦以下の冷え、という病態と似たような状態の時に同湯が用いられるのである。ただし、脈は脾虚証の状態を示している。半夏瀉心湯の人参を除き、甘草を少し加えて甘草瀉心湯にすると肝虚陽虚寒証の下痢に効く。つまり人参があると脾虚なくなれば肝虚ということであろう。

046
自律神経失調症　1

〔患　者〕昭和43年10月生まれの女性、無職。
〔初　診〕平成27年5月16日。
〔主　訴〕自律神経失調症を治して欲しいというのが主訴だった。非常に疲れやすいともいう。現在、動悸がしやすいので心療内科にもかかって半夏厚朴湯を服用しているが変化がない。「命の○○」という市販品も服用している。
〔既往症〕子供は2人。乳癌の手術を受けている。
〔望　診〕小柄で色が白い。痩せている。舌は乾燥しているが白苔はない。
〔問　診〕便秘がち。小便頻数。食欲がなく味もない。特に夜は食べられないので酒とタバコが多くなる。寝付きが悪い。足が冷える。口渇がある。動悸がしやすい。
〔脈　診〕全体に弦で数。左関上が実で腎の脈は浮沈ともに感じない。肺虚肝実型である。
〔腹　診〕左右の腹直筋が拘攣していて四逆散を思わせるが、さほど強くはない。臍の左側で動悸。胆経に圧痛がある。
〔治　療〕T社の柴胡桂枝乾姜湯とする。
〔経　過〕同エキスを1週間服用して食欲が出て排便が良好になった。睡眠も良好、ただし、動悸と不安感はまだ治っていな

い。同湯を続服してもらうことにした。

〔考　察〕　半夏厚朴湯は自律神経失調症に効くかもしれないが、やはり証に合わないと効かない。半夏厚朴湯は肝虚陽虚で太陰経の気滞があるときに用いる。浅田宗伯は同湯について気を巡らせるから血病も治る、という意味のことを書いている。同湯は太陰経の気滞を発散することによって肝血を多くする。言わば南風を入れるために北側の窓を開ける、という方式。『金匱要略』に言われているように「肝を治するに脾を補うの要妙なり」なのである。薬方にはこのような考え方のものが多い。鍼灸は虚から補うという原則があるから、脈に随って肝経を補ってから太陰経も補う。

047
更年期障害

〔患　者〕昭和42年8月生まれの女性、立ち仕事をしている。
〔初　診〕平成27年4月4日。
〔主　訴〕逆上せて全身に汗が出る。それが毎日、1時間に1回の割合で起こる。往来寒熱の激しいものである。
〔既往症〕高血圧症で医院の薬を服用している。
〔望　診〕小柄で色が黒っぽい。顔面に光沢がある。舌は乾燥している。舌質は白い。
〔問　診〕夜間尿が4回から5回。食欲はある。月経は不規則。盗汗がある。便秘がち。肩こり。腰痛で鎮痛剤を服用している。
〔脈　診〕全体に力がある弦でやや数。左関上と左寸口が実で左尺中が虚している。肺虚肝実型である。
〔腹　診〕心下の上部、巨闕の辺りに抵抗がある。
〔治　療〕T社の柴胡桂枝乾姜湯とする。
〔経　過〕同エキスを一週間服用して良好という。続けて一週間服用してもらったが、血圧が高いというので柴胡加竜骨牡蛎湯エキスとする。
同湯を服用して寒熱の往来が少なくなり、動悸、腰痛、排便も良好。
さらに1週間服用して夜間尿が一日1～2回に減った。

3週間ほど服用して、体調良好で、医院の薬を止めているが血圧は上がらないという。これには驚いたが、医院の先生に報告するように伝えた。

〔考　察〕この患者は途中で服薬を中止した。お金がないから続けて飲みにくい、と言うことだったので、病院で保険で出してもらったらと言ったのだが、そうしたかどうかの連絡はなかった。

最近の若者は夫婦で働いていても収入が少ない人が多い。だから時には無料で薬を渡すことがある。もし薬が合わないと判断したら無料で取り替える。鍼灸の治療代金も若い人には安くすることがある。逆に元公務員や会社社長などという人は収入が多いから通常の料金か、あるいは少し高くすることにしている。

048
黄斑変性

〔患　者〕大正4年10月生まれの男性。無職。
〔初　診〕平成7年4月。
〔主　訴〕黄斑変性を治して欲しいとの訴えである。3年前に右が失明し、今は左が悪くなっていて新聞も読めない状態。糖尿病、高血圧症がある。
〔既往症〕今年の1月に右大腿部の動脈に血栓が発生して手術を受けた。
〔望　診〕小柄で痩せている。舌は荒れている。
〔問　診〕大便正常。食欲はある。睡眠も正常。ただ左足がものすごく冷える。左肩関節痛。腰痛が時に起こる。
〔脈　診〕脈は雨だれのようにバラバラの不整脈である。弱脈。
左寸口虚、左関上濇細、左尺中濇細、右寸口弦、右関上虚、右尺中弦でやや有力。不整脈が激しいので分りにくいが、だいたい以上のような状態である。
〔腹　診〕左右の脇下硬があり、心下の中脘の部分が詰まっている。臍下は虚していて左右の胃経には引きつりがある。
〔治　療〕桂枝去芍薬湯加麻黄附子細辛湯とする。同湯を選んだのは、内に異常が無く、外の症状が多いのと、脇下硬を診て大気一転を考えてのことだが、さして自信があったわけで

はない。加齢による黄斑変性だから治らないのでは、という思いが強かったのと、糖尿があり、激しい不整脈が有るからであった。

〔経　過〕同湯を10日分服用して、身体が軽くなったという。

続いて30日分を服用して右目が少し見えだした。左目は新聞が読めだしたという。体調もよい。不整脈が消え、全体に弦脈で力が出てきている。

本人曰く、病院で注射をしてもらっているから相乗効果で良くなってきたのだという。あるいはそうかも知れないが、漢方薬の効果が大であると思っている。

薬方の内容は去皮桂枝3グラム、干し生姜1グラム、炙甘草2グラム、大棗4グラム、去節麻黄2グラム、細辛2グラム、炮附子0.2グラム。以上を法の如く服用してもらった。

ただし、この患者はあれから来ていない。予約が入っていたのに来ないのは急なアクシデントがあったのかもしれない。老人には多いことである。

049
肝臓と腎臓が悪い

〔患　者〕昭和19年11月生まれの男性。無職。
〔初　診〕平成27年5月29日。
〔主　訴〕3ヶ月前から腎臓が悪くなった。それ以前に肝臓が悪くて腹水が溜まっている。また以前から糖尿病がある。心房細動を起こしやすい。
〔望　診〕浮腫のためか肥満して見える。下肢には浮腫がある。顔面の色は全体に黒くて青黄色い。舌は黄苔乾燥、舌質は紅色。
〔聞　診〕情報は総て奥さんからで、本人はふてくされている状態で何も言わない。恐らく重病になって自暴自棄になっているのであろうか。あるいは「言わざる者は実」なのかもしれない。糖尿病があるのに酒を飲み過ぎたためだから自業自得である。
〔問　診〕大便正常。食欲はない。腎臓が悪いと分ってから酒を止めている。クレアチニンが8なので病院からは人工透析のために入院を勧められている。陰嚢に水が溜まる。
〔脈　診〕脈は全体に弦で強く胃気が少ない脈である。不整脈が出ているが速くはない。
　　　　　左寸口やや浮いて虚、左関上浮沈とも弦で実、左尺中浮沈とも虚。

　　　　　右寸口弦で実、右関上浮沈の中間で実、右尺中は虚。
〔腹　診〕腹水のために膨れているが、右の脇下に圧痛があり、肋骨弓の上下に熱感がある。
〔考　察〕舌が黄苔乾燥状態、脈が肝実熱、腎の脈が虚し、心、心包の脈が虚していることから、まだ生きる望みがある。
　　　　　腎の虚は透析までやるべき状態ではない。腎実なら透析の適応である。心・心包の脈が弱いのは腎虚で心熱になっていないから、まだ心臓は働いている。脾胃の脈は少し浮いて重按すると虚しているのがよい。もし脾の脈が実になれば末期の糖尿病である。この方は、その中間である。
　　　　　胸脇部に熱があり、白苔が乾燥していて、脈が沈、緊、細、数または革で遅ではないので、病は陽症の傾向を示していて、陰実ではないとする。
〔薬　方〕柴芍六君子湯の煎薬10日分。
〔経　過〕同湯を10日分服用して、身体が軽くなったという。さらに10日分服用してクレアチニンが3になったので、担当医に入院の必要なしと言われた。また心臓の専門医には一つの弁は働いてないが、もう一つの弁は活発に動いていると驚かれたとのことであった。
〔考　察〕このような患者は心筋梗塞などの可能性があり、また肝硬変から肝臓癌に変化する可能性（既に癌かも）もあるので油断はならないが、同湯を続けてみると奥さんが薬を取りに来た。ただし、本人からは何も聞いていない。
　　　　　その後、胃から出血して入院したが、薬は煎じて病院まで運んで無事に退院できた。出血と聞いた時は駄目かと思ったが生き運のある人だ。その後も続けて服用して元気らしい。本人は来ないので詳しくは分からない。
　　　　　牽強付会すると、同湯の中の人参が効いているのではない

かと思う。以前に肝臓の数値が300ほどある85歳の婦人が、生人参を少しずつ料理に使って元気になったことがある。また認知症になりかけていた老人が、同じように生人参を料理に入れるようになって元気になったこともあった。

人参は6年物が最も良い。7年になると中に鬆（す）が入ると聞いた。6年物の生の人参を輪切りにしてホワイトリカーに4ヶ月ほど漬けて飲むのもよい。あるいは若鶏の腹の中に餅米と栗と人参を入れてコトコトと2時間ほど煮て参鶏湯を作るのもよい。

参鶏湯は韓国料理である。これを食べると元気になる。小便がよく出る。参鶏湯のスープで作ったラーメンは絶品だ。一度試してみられるとよい。ただ現在、人参の値段が高騰しているようである。誰かが買い占めているのかも。昔は野生の人参を見付けると高値で売れたらしい。そうして、その野生人参は万病を治すと言われた。さもありなん、という気がする。韓国の人は人参を常用する。日本人ももっと人参を常用するべきではないかと思うのだが、いかがであろうか。

050
急性の坐骨神経痛　1

〔患　者〕昭和40年4月生まれの男性、建築業。
〔初　診〕平成27年6月16日。
〔主　訴〕一週間前から背部全体と腰が痛みだし、日増しに悪化し、介助なしでは動けない状態になったのを、奥さんに助けられながら這うようにして治療室に入ってきた。
〔望　診〕背は高いが痩せて筋肉質。顔面や舌に特徴はない。
〔問　診〕原因は、ここしばらくは休日なしで大工仕事をしたためだと本人も分っている。現在の痛む部位は左右の鼠径部、左右の臀部。ただ主に左側が悪いという。自発痛がある。
〔脈　診〕脈は全体に弦で数。数脈は痛みのために眠れなかったためらしい。
　　　　　左関上と尺中は虚。つまり肝虚陰虚熱証の状態である。
〔治　療〕自発痛がある時に強い刺激は厳禁である。仰臥も伏臥もできないと言うので左を上にして寝てもらい、痛む部位を探った。まず左環跳の近くに押すと飛び上がるほど痛む部位を2カ所発見。次いで大腿部の胆経を探ると、風市とその上下、合計3カ所に飛び上がるほど痛い部位を発見。
　　　　　このような激しい圧痛点がある場合は透熱灸に限る。合計5カ所に透熱灸各50壮とした。

〔経　過〕これで少し楽になり、仰臥してもらって陰谷と曲泉を補って、その日の治療を終わった。欲張って多くすると必ず悪化することを経験的に知っているからである。

翌日は介助なしで歩いて来た。上腕部、頸部、臀部の坐骨点のところが痛いという。脈は弦で数。脾と腎が虚しているので脾虚腎虚陰虚熱証とし、太谿、陰陵泉、三陽絡を補った。三陽絡は痛みに効くというから試してみた。坐骨点には灸頭鍼。鼠径部の痛みには帰来に接触鍼。

以上の治療で、その翌日はさらに良いという。続いて今週いっぱいは治療に来るように言った。後2回の治療で完治させなければならない。

圧痛点は痛む部位にある経穴、またはその近辺の経穴を按圧すれば見つかる。慣れてくると見ただけで解るし、自然と痛む部位に手が行くようになる。

051 上腕部痛

〔患　者〕昭和24年3月生まれの女性。
〔初　診〕平成27年6月17日。
〔主　訴〕使いすぎたために4月に急に右肘関節が痛くなり、そのうちに右上腕全体が痛むようになった。現在は自発痛はあるが肩関節の運動制限はない。
〔望　診〕小柄で細い。内臓は関係ないので舌は診ていない。
〔問　診〕痛みのために不眠。食欲はある。大便正常。低血圧。
〔脈　診〕左寸口弦で力がある。左関上弦、左尺中虚。右寸口浮虚、右関上弦でやや細、右尺中弦。
〔考　察〕脈は七十五難型の肺虚肝実証である。低血圧の人には少ない型だが、左寸口が強く、右尺中も弦なのは寝ていないためであろう。
　　　　　このような状態を橈骨神経痛と決めてもよいのだが、単なる筋肉痛と考えても差し支えない。ただ注意しないといけないのは、このような時に帯状ヘルペスの前兆の場合がある。鍼をするとヘルペスが出て鍼が悪かったように思う人がいるので、念のためにもしヘルペスが出たらすぐに来るように伝えた。
〔治　療〕肺虚肝実証として行間の寫法と復溜の補法。

側臥してもらい、肩髃と臂臑に1ミリ程度の刺入で置鍼15分。その後、上肢の肺経と大腸経に接触鍼。自発痛がある時に刺激が過剰だと余計に痛む。

〔経　過〕翌日は痛みが軽減、夜も少し眠れた。上腕の痛みはなくなったが、肩髃や肩外兪の部分が痛む。証は肝虚陽虚寒証に変化していたので曲池、太谿、太衝、隠白の補法。腹臥位で背部の膏肓、巨骨、肝兪、腎兪に1ミリ程度で置鍼20分。

次の日。肩髃や肩外兪の痛みはなくなったが、右の臂臑から少し天府に入った部分の一点が痛むという。自発痛である。

脈が全体に大きくなっていたので曲池、太谿、曲泉、太衝の補法とし、背部は膏肓、肝兪、腎兪に浅く置鍼20分。痛む部位に知熱灸をして皮内鍼を固定。治療後は痛みがなくなっていた。

052
潰瘍性大腸炎　1

〔患　者〕　昭和34年10月生まれの女性。
〔初　診〕　平成23年8月29日。
〔主　訴〕　平成15年に潰瘍性大腸炎を発病した。現在下痢して下血がある。下痢は朝1回。
〔望　診〕　目は切れ長で肝虚体質を思わせる。中肉中背。舌はやや乾燥して中央に少し白苔がある。
〔問　診〕　食欲はあるが熟睡できない。唇が乾燥する。手が煩熱する。
〔脈　診〕　左手は全体に弦、右手は全体に細。
　　　　　左寸口弦、左関上弦虚、左尺中虚。右寸口濇細、右関上濇細、右尺中濇細。
〔考　察〕　脈の状態は肝虚陽虚寒証で右手の脈は気滞があることを示している。中医学でいう気虚である。左の脈が虚しているから血虚で当帰の証があるとし、右手の脈から気滞があるから人参の証だとすると温経湯が考えられる。病症も口唇乾燥と手掌煩熱がある。また経験的にも温経湯で潰瘍性大腸炎が治ったことがある。
〔治　療〕　温経湯煎じ薬とする。
〔経　過〕　20日分を服用して体調がよく手掌の煩熱が消えた。
　　　　　その後、体調がよくなったのでエキス剤に変更して現在に

至っている。下痢も下血もない。ただ時に風邪気味になったり胃痛が起こることがあるが、その時々で柴胡桂枝乾姜湯、銀翹散、安中散などを服用する。基本的には温経湯で体調を維持している。

〔余　話〕　湯液の治療も鍼灸治療もやたらと証を変えないようにする。ただし、急性症状がある時は別だ。発熱、急な痛みなどの時は証が変わる。ここで記した潰瘍性大腸炎の方は、時に別の薬方に変えても（脈が変わっているから）、あまり効くとは思わないという。結局は温経湯がもっとも合っているようで、少しくらい症状か変わっても変えないことにしている。

患者はいろいろと症状を訴えるが、それによって薬方を変えると、前の薬のほうがよかったなどと言われることがある。患者は嘘を言っているわけではないが、消えた症状を喜ばずに、残っている症状のみを訴える人がいるので、振り回されないように気をつけたい。

053
喉に何か詰まった感じ 1

〔患　者〕昭和59年7月生まれの女性。営業畑で仕事している。
〔初　診〕平成25年12月12日。
〔主　訴〕2週間前から喉に詰まった感じがして苦しい。病院では異常がない。
〔望　診〕中肉中背だが、顔面が少し浮腫の傾向があるように見える。舌質は赤いが苔などはない。
〔問　診〕子供ができない。中絶歴がある。体質は肝虚の傾向がある。頭痛がしやすい。肩こりがある。下痢と便秘が交互に来る。不眠ではないが夜中に目が覚めやすい。動悸がしやすい。動悸がするときはしばらく続く。
〔脈　診〕全体に弦で数、左尺中が虚して左関上もやや虚している。この脈状と動悸があるということから、臍下から何かが突き上がってきて動悸がし、そのときに喉が詰まりませんか、と問うと、その通りだという。奔豚気病である。
〔治　療〕関元、復溜の補法のみ。薬方は桂枝加竜骨牡蛎湯エキス7日分。
〔経　過〕桂枝加竜骨牡蛎湯を服用して良好。さらに1週間分を服用して体調がよい。さらに2週間分を服用した。疲れると喉が詰まるが、頭痛等はなくなった。さらに28日分を服用

　　　　　　して廃薬。
　　　　　　1年半後に来院。あの薬方で妊娠した。現在産後1ヶ月。左右上下の歯が痛むので来院。
　　　　　　肝虚陽虚寒証として曲池、太谿、太衝、隠白、足三里の補法。肩背部に散鍼して楽になった。
〔考　察〕　喉の詰まり感は半夏厚朴湯の専門のように言われているが、腎虚があれば発症しやすい病症である。ましてや奔豚気病であれば本方以外には考えられない。もちろん、柴胡加竜骨牡蛎湯や柴胡桂枝乾姜湯も考えられるが、これらの薬方に合うような病症はなかった。

054
喉に何か詰まった感じ 2

〔患　者〕昭和63年5月生まれの女性。洋菓子店の店員。
〔初　診〕平成25年3月21日。
〔主　訴〕車に乗っていて追突され、頸椎を痛めた。頸部が痛み手が痺れている。
〔望　診〕案外に背が高いが少し細い。ただし、若い人だから普通なのであろう。舌質は赤いが苔などはない。
〔問　診〕下痢しやすい。特に月経中は下痢になる。食欲が無いことがあるが食べたら食べられる。不眠のために3年前まで心療内科の薬を服用していたが、今は止めている。
〔脈　診〕全体に弦で。左寸口虚、左関上弦、左尺中弦、右寸口弦で実、右関上虚、右尺中弦でやや虚。
〔腹　証〕臍下に瘀血性抵抗が少しある。回盲部に圧痛がある。
〔背　診〕頸部の筋の引きつり、右肩甲骨内縁の筋の凝りがある。
〔治　療〕弟子に指示して脾虚大腸経の熱として治療。大陵、太白、魚際の補法で良好だったが、そのうちに咽喉が詰まると言い出した。
　　　　　さては証を変えるべきかと考えて脈を診ると細くなって肝虚陽虚状態である。そこで太谿、太衝を補う治療に変えたが、喉の詰まり感はいっこうに改善しない。声も出にくい

という。
気鬱から来ているのは間違いないのだが、香蘇散を併用してもあまりよくない。
いろいろと調べていたら然谷が喉に良いとある。そこで腎虚心包の熱として間使を寫法し、然谷を補う治療に切り替えた。証は腎虚心熱としたわけである。この方法で咽喉の詰まり感がなくなった。

〔考　察〕咽喉の詰まり感は腎気が突き挙ってくるためで、腎虚があるのは間違いない。湯液では半夏厚朴湯の専売特許のように言われているが、半夏厚朴湯は肝虚陽虚寒証で太陰経の気滞の証である。

しかし、この患者の場合は、このような証ではなかった。もしかすると最初から桂枝加竜骨牡蛎湯を与えるべきだったかもしれない。

055 肝硬変の腹水

〔患　者〕昭和24年4月生まれの男性。元教員。
〔初　診〕平成27年4月9日。
〔主　訴〕1年ほど前から肝硬変による腹水と下肢の浮腫が出ている。これを治して欲しいという。筆者の所で腹水が治って元気になった人からの紹介である。
〔望　診〕身長は165センチで少し肥満傾向があるが、これは腹水のためであろう。顔面に光沢なく、やや浮腫があり、黒い黄色である。腹部はもちろん膨隆している。下肢にも浮腫。舌は紅色で苔はない。少し口角炎がある。目が大きく耳も大きい。
〔問　診〕痔疾があるので下剤を服用して排便している。食欲はある。以前は酒を飲んでいたが現在は止めている。口渇はないというが1日にペットボトル2本、4リットルの水を飲んでいる。
〔脈　診〕全体に弦で数。左関上沈、実。左尺中弦で虚、右関上弦で虚。
〔腹　証〕胸全体に熱感があり、腹部全体が膨隆しているが、上腹部は抵抗がある。
〔治　療〕柴芍六君子湯煎じ薬12日分とする。

〔経　過〕　12日分服用して足の浮腫と腹水が少し減った。同湯と茵蔯五苓散1回に2グラム、1日3回服用と併用することにした。
　　　　　これを14日分服用して、下肢の浮腫が取れ、腹水も少なくなって身体が軽くなったという。
　　　　　さらに同薬を14日分服用して黄疸の指数が下がってきた。その後、45日後に来たときには痩せて腹水は認められなかった。下肢の浮腫は少しある。顔面に光沢が出てきて黒さも黄色もなくなっていた。

〔考　察〕　肝硬変で腹水だと言われると六君子湯を服用してもらうことが多い。そうして一時的には効果があるが、多くの人が酒を止めないために不帰の客となる。中には飲食に気を付けて少し健康になる人もいる。この患者もそのような人かもしれない。ただアンモニアの数値が高くなっていると医師に言われているので油断はできない。
　　　　　柴芍六君子湯にしたのは左関上の脈が実だったからである。また全体に陽性だから茵蔯五苓散も受けつけるだろうと考えた。口渇はないと言いながら水を多量に飲んでいた。
　　　　　目が大きいのは体質として肝実があり、耳の大きい人は長生きすることが多いので、むしろ、それに望みをかけて処方したようなものである。

056
慢性の頭痛

〔患　者〕昭和31年9月生まれの保育士。女性。
〔初　診〕平成27年6月22日。
〔主　訴〕若い頃から毎日頭痛がある。特に朝起きたときがもっとも悪い。時に痛まない日もある。痛む場所は日によって変わる。10年前から頭痛外来に行っているが、薬を服用すると痛みは取れても重い。
〔既往症〕20代の時に突発性難聴。6年前に間質性膀胱炎。今年になって左下肢の静脈瘤の手術を受けた。
〔望　診〕体格は普通だが、やや水が多い感じで、顔色は青黒くシミが多い。舌は乾燥しているが苔はない。
〔問　診〕大便は冷たい物を摂ると軟便になるが、いつもは正常。小便は出にくいときがある。食欲はあるが、頭痛が激しいときは食欲が無くなる。睡眠は正常だが、朝方に目が覚める。足冷え、肩こり、動悸はないという。背診で分ったのだが、右肩甲骨内縁は大きな硬結がある。これは凝りを感じないのかと問うと、そこは凝っているという。
上半身に汗が出やすく、寒熱の往来がある。カァーと逆上せて汗が出てゾゥーと寒くなる状態が1日に何度もあるという。血圧は低い。

〔脈　診〕　全体に弦。左関上沈、実。左尺中弦で虚、右関上浮弦で虚、右尺中弦。
〔腹　証〕　腹部は全体に軟弱だが水が多く、右胸脇部に圧痛がある。
〔治　療〕　肺虚肝実症として行間を寫法し復溜を補った。鍼治療はそれだけで柴胡桂枝乾姜湯エキスを5日分出した。
〔経　過〕　4日ほどして来院。良好だという。昨日は炎天下で仕事したが、鎮痛剤は飲まなくてよい状態。往来寒熱が1日のうちに何度もあったが、その回数が減った。小便の回数がやや少ない。

鍼治療は巨闕、天枢、翳風、懸顱、攢竹に切皮程度で置鍼。本治法は同じ。背部は右肩甲骨内縁の硬結がある部分に2本ほど置鍼。後は右肝兪と左右の腎兪に置鍼。総て切皮程度の深さで20分ほど。

薬方は同湯を続ける。

以後、1ヶ月ほどの間に4回ほど鍼治療をし、同湯エキスを続けて頭痛が全くなくなってしまった。

057
食欲不振

〔患　者〕昭和25年8月生まれの男性、無職。

〔初　診〕平成27年7月4日。

〔主　訴〕今年の3月から食欲不振になった。週に2～3回は空腹を感じるけれど食べ始めると食べられない。昨年5月にも同じようなことがあったが、それは7日ほどで治った。今は食べ物の味がない。食べ物の臭いが気になる。また下腹が痛いのではないが、何とはなしに違和感がある。歩いているときは何も感じない。これは2年前から。

〔既往症〕胆嚢摘出。大腸憩室炎。メニエル病。肺炎。ピロリ菌を除去するために薬を服用したら口内炎や舌炎になった。

〔望　診〕背は高いが痩せ型。眉を八の字にして、さも困惑した感じの顔貌である。舌は白苔がある。

〔問　診〕自分の言いたいことをメモしてきている。それによると主訴以外のことでは大便軟、腸鳴、噫気がある。血圧が高いために薬を服用している。睡眠は正常。

〔脈　診〕左寸口やや虚、左関上は濇でやや実、左尺中は弦で虚。右寸口は弦で有力、右関上は虚、右尺中は弦。

〔腹　証〕上腹部全体に張りがあり、右脇下から天枢の少し下まで筋の緊張がある。右の肋骨弓の上下に少し熱感がある。

〔治　療〕　狐惑の病として甘草瀉心湯（煎薬）とする。
〔経　過〕　１週間服用して食欲は出てきた。ついで２週間服用して絶好調だとのことで、続いて同湯を服用することにした。
〔考　察〕　自分の症状をメモしてくるような患者は神経質な人が多い。また薬を服用しても次から次へと病症を訴える人が多い。いずれにしても大変な患者である。

脈から考えると脾虚腎虚のようであり、肝実の鬱もある。腹証からだと肺積があるから、やはり鬱があると考えられる。

決め手は食臭が嫌だという点である。『金匱要略』の狐惑病、甘草瀉心湯の条文に、そのような記述がある。それで同湯を用いたら怪我の功名というべきか、幸いなことに治ってきたようである。以前にも食臭が気になるという患者や、膀胱炎様の症状を訴える人に甘草瀉心湯を用いて治ったことがある。

058
五十肩と糖尿病と閉経

〔患　者〕昭和38年4月生まれの女性、無職。

〔初　診〕平成27年8月4日。

〔主　訴〕右肩が凝った感じがして肩髃穴あたりが痛む。また右半身が凝った感じがする。閉経したが、それいらい胸が張っている。側頭部痛がある。

〔既往症〕38歳の時に第2子を出産したが、その後から糖尿病1型と言われた。2年前にバセドー病。昨年は右膝半月板の手術を受けた。

〔望　診〕背は低いのにまるまると肥っている。顔面とくに目の周囲に瘀血色がある。舌質は薄いピンク色で裂があり、薄い白苔がまだらに剥げている。

〔問　診〕大便、小便に異常は無く食欲も旺盛。

〔脈　診〕全体に弦で力がある。左尺中は虚、右関上が虚。要するに脾虚腎虚の陰虚である。これは糖尿病独特の脈で、現在発症していなくても血縁関係に糖尿病患者がいる人は同じような脈を拍っている。ただし、糖尿病患者に中には腎虚で肺の脈が強くなっている場合もある。この患者の場合は肺の脈も強かった。要するに糖尿病は腎虚から始まり、太陰経の熱になって発症するのである。

〔腹　証〕　全体に膨満していて硬結や圧痛は無い。ただし、胸には熱がある。
　　　　　また右側胸部脾経の末端辺りから側脇、側腹まで痛みがある。肩こりと連動しているようである。
〔治　療〕　脾虚腎虚陰虚熱証から太陰経の熱とし、復溜、陰陵泉の補法。腎兪の灸頭鍼、肩髃の置鍼。胸から側腹部にかけての痛む部位は補法の散鍼とする。
〔経　過〕　糖尿病の人は筋肉痛を起こしていても一時的に楽になることが多い。この患者も一週間後に来て良好、その後2日続けて治療して腕が挙りだした。ただし、完治ではない。
　　　　　なお面白いことに鍼治療の翌日に閉経していた月経が始まった。それで身体も気分も楽になったと言っていた。
　　　　　閉経を無理に治そうとするのではなく、証に合わせて治療すれば治る。他の病も同じで、何病であろうが、証に合わせて治療すれば体調がよくなり治るものは治る。ただ、それに必要な特効穴や特殊な手技を加えれば、なお治りやすい。

059 出産が遅れている

〔患　者〕昭和63年5月生まれの女性、無職。

〔初　診〕平成27年8月3日。

〔主　訴〕出産が予定日より遅れているので早く産ませて欲しいとのことである。

〔既往症〕この患者はもともと筆者の治療で妊娠した。方法は関元と左右の大巨と三陰交に灸頭鍼。背部は上髎に灸頭鍼をした。病理は肝虚陽虚寒証で太谿と太衝の補法。このような治療7回で妊娠した。それで無事に臨月を迎えたが、予定日を過ぎても陣痛が無いという。

〔脈　診〕脈を診ると腎の脈も心包の脈もしっかりしている。これでは生まれないだろう。生まれるときは腎虚になっている。

〔治　療〕三陰交に灸頭鍼。合谷には浅い置鍼。至陰に透熱灸五壮。気衝に接触鍼、肩井に単刺10ミリ。

〔経　過〕その夜も陣痛が無いので翌日も同じ治療をした。翌日に来たときには腎虚になっていたので、今晩にも陣痛が起こるはずだと伝えておいた。果たしてその夜に陣痛が起こり、6時間後に男子を出産、安産だったとのことである。

〔考　察〕古書に早く陣痛を起こす方法として合谷の補法と三陰交の瀉法がよいとある。また乳難つまり難産には気衝がよいと

あるし、肩井も用いるとある。至陰の灸は膀胱経を補って腎を虚させる方法である。いずれにしても古書の記述は参考になることが多い。

〔余　話〕内弟子のＫ君の奥さん（鍼灸師・柔整師・登録販売者）が我が家に来てから妊娠した。予定日が近くなったので、四柱推命で観て運気の良い日に産みたいという。○月○日が良いと出た。それに合わせて合谷の補法と三陰交の寫法をして無事に出産した。もちろん安産である。生まれた時間も関係するので改めて四柱推命で観ると、希に見る強運であった。現在２歳半、既に脈診の型ができる。最近は「師匠馬鹿」と言われているが、そのうちに四書五経の素読を始めようかと思っている。

060
急性の坐骨神経痛 2

〔患　者〕昭和24年12月生まれの女性、無職。
〔初　診〕平成27年9月8日。
〔主　訴〕以前より違和感があったが、午後から急に痛みが出て、ご主人に連れてきてもらった。受付で座り込むほどの痛さらしい。
〔既往症〕若い頃から腰痛や肩こりで1年に1度くらいは治療に来ている人である。特別な既往症はない。
〔望　診〕小柄で眼は切れ長で、耳は肝虚体質を現している。
〔治　療〕痛むので、そのまま治療台に上がって伏臥したままである。腰と右の臀部が痛むという。腰の陽関と命門に透熱灸5壮。後は腰全体に散鍼して治療を終えた。強い刺激を与えると余計に痛むことが多いからである。
〔経　過〕治療後は少し良かったが、夜になると痛んだという。それでも昨日ほどの痛みがないのか、背を伸ばして駐車場から歩いてきた。
〔脈　診〕脈は全体に弦で重按すると腎と肝が虚している。肝虚陰虚熱証として陰谷、曲泉を補った。
〔問　診〕痛みに変化があるかどうか問うと、前屈や後屈をすると大腸兪辺りが痛むという。

伏臥してもらって圧痛点を診ると胞肓と秩辺が痛む。他に痛む部位はない。そこに灸頭鍼をした。

〔経　過〕翌日は少し良くなったが、まだ痛む。ただし、歩き方を見ていると完治したようにも見える。

圧痛点を診ると大腸兪と秩辺が痛いというので、これに灸頭鍼をした。

その翌日は更に良くなって治ったという。本治法は同じで臀部の圧痛を診ると秩辺のみに痛みが少しある。これに灸頭鍼をして治ってしまった。

〔考　察〕坐骨神経痛や腰痛で自発痛があるときは無理な治療は避けるのがよい。そうして、圧痛点が顕著なら透熱灸がよい。ただし、人によっては灸頭鍼もよい。この人は体質が肝虚で脈も肝虚陰虚だったので灸頭鍼がよかったのであろう。体質と証が同じだと治るのも早い。

061
急性の五十肩

〔患　者〕 昭和34年11月生まれの女性、ホームセンターのような会社に勤務していて動くことが多い。
〔初　診〕 平成27年9月8日。
〔望　診〕 小太りで眼が大きくて明るい感じの人が、暗い顔をして入ってきた。どうしたのですか、と聞くと、左腕が痛くて少しも動かないという。
〔既往症〕 以前から腰痛、肩こり、腕の痛みなどで治療に来ている。それ以前に子宮筋腫の手術を受けている。虫垂炎、急性肝炎などの既往症もある。交通事故にも遭っている。
〔治　療〕 全く腕が動かない。少しでも動かすと激痛が走る。まず悪い左肩を上にして側臥してもらった。

圧痛点を探ると肩髃、肩髎、臑会とおぼしき所に圧痛がある。これに透熱灸をほどこした。肩髃には50壮、肩髎と臑会には5壮とした。

その後で肩関節周辺に適当に置鍼した。時間は15分ほど。鍼は1寸の中国鍼で最も細いものを用いた。体力があり痛みが強いときは中国鍼がよく効く。

その後で三角筋を助けるようにテーピングをした。これで少し動かせられるようになった。

仰臥してもらって脈を診ると体格のわりには脈が細い。肝虚陽虚寒証として太谿、太衝、隠白、曲池を補って治療を終了した。

〔経　過〕　翌日、明るい顔で入ってきた、7割方治ったという。今度は仰臥して圧痛を診ると、肩髃、臂臑、曲池が痛いという。肩髃は昨日取穴した部位よりも離れている。昨日の肩髃は側臥していたし、圧痛を目当てに取ったからずれていたのであろう。今日は正確に肩髃を取穴し、各経穴に透熱灸5壮とした。本治法は同じ。

明日も来て下さいというと、明日は香川県の病院に母を連れて行くので来られないという。それも車で行くという。大丈夫ですかと言ったが、行くものは仕方ない。

翌々日に来て、開口一番「治った」という。それでも肩髃、臂臑、曲池に透熱灸をして本治法も同じ。これで卒業するということらしい。まあ治って良かったが、また何かあれば来るだろう。

〔再　診〕平成27年11月11日に風邪になったと来院。
立ちくらみ、頭痛、咳、咽喉痛、胃が気持ちが悪い。来る前に温浴して汗を出したという。

〔脈　診〕左寸口弦で有力、左関上虚、左尺中虚。右寸口浮、滑、右関上弦、右尺中弦で虚。以前より全体の脈が大きくなっているが、数脈がある。

〔治　療〕漢方薬にしましょう、ということで参蘇飲を5日分出した。

〔経　過〕2日後に咳と咽喉痛は良いが、手の親指の先が痺れるが、漢方薬の副作用ではないかと電話があった。副作用などないから続けて服用するようにいう。
20日ほどして右手の痺れが激しいと言って鍼治療に来た。左頸部のリンパ腺が腫れて痛む。

〔治　療〕漢方薬の副作用ではないかと等と電話してくるような人は、何かと鍼灸や漢方薬に難癖をつけたがる。そのくせ病医院の薬は浴びるほど飲んでいることがある。難癖をつけられるのがイヤで、脾虚証として太陵、太白、丘墟を補い、後は全身に接触鍼をして治療を終わった。

〔経　過〕もう治療に来ないかと思ったら、翌日も来た。痺れが残っている。また眠れなかった。
やはり脾虚ではなく、肝虚肺熱の歴節病だからと、曲池、太谿、太衝の補法とする。背部は肝兪と腎兪のみに置鍼。
このときに聞きだしたのだが、雨の降っている夕方、1時間あまり車を運転した。帰りは暗くなっていたが、用事が終わったので1時間ほど運転して帰ったという。白内障片眼しか見えないし、ハンドルも持てないほど指が曲がっているのにと驚いて聞いてみると、86歳の母親が占

の所に連れて行けと言うので運転したらしい。頸部のリンパ腺の腫れも手の痺れも車の運転が原因であろう。86歳になって運勢を占ってもらう母親も馬鹿だが、素直に運転する娘もどうかしている。これは口には出さない。その後は1日おきに治療に来て良好である。

069 逆子と産後

〔患　者〕平成57年3月生まれ。お寺の主婦。
〔初　診〕平成27年3月13日。
〔主　訴〕逆子。
　　　　　某産婦人科から逆子を治してほしいとの紹介で来た。予定日は4月29日だから後1ヶ月半しかない。予定日が近いと治りにくい。蛋白尿があり血圧も高いときがあるので注意するように言われている。
〔望　診〕小太りで健康そうな感じだが父親が糖尿病だという。
〔治　療〕三陰交に30壮の施灸。至陰は10壮とした。
〔経　過〕3日後に来院して、灸をした後はよく動いたと。足も温かくなった。腹の張りも楽である。
　　　　　その3日後に逆子が治った報告があった。その日は三陰交のみ施灸することにした。その後も熱心に施灸に通ってきた。安産のためである。
　　　　　4月6日に来院して恥骨が痛いというので太谿を鍼で補った。これで楽になった。
　　　　　4月22日になって赤ちゃんが3400グラムほどになっているので、早く産ませて欲しいという。よって三陰交を瀉法し合谷を補い、太谿も補った。次回は三陰交に灸頭鍼を考

えていたら27日なって破水したという。無事に出産したと思っていたら、陣痛が来なかったので帝王切開したという。何とも残念な経過である。

その6ヶ月後10月26日に疲れやすくて風邪を引きやすいと来院した。

〔脈　証〕　左寸口実、左関上実、左尺中虚、右寸口と右関上は濇脈である。

肺虚肝実証の形だが、太陰経の気滞もある。肺の気虚として治療するとすれば香蘇散だし、肺虚肝実証とすれば柴胡桂枝乾姜湯証である。

〔治　療〕　肺虚肝実証として行間の寫法をして復溜を補った。また天突に直刺2センチ。

翌日も同じ治療で身体が温まり、咽喉のイガイガも取れ、すごく調子がよくなったと。

なお背部は虚している部位に浅く置鍼し、肩は軽く補法の散鍼を施した。

070
難聴と腰痛

〔患　者〕平成57年9月生まれの女性。無職。

〔初　診〕平成27年10月23日。

〔主　訴〕腰椎（4と5）椎間板ヘルニアの手術を10年前に日赤病院で受けた。その後、順調だったが2年前より痛みが出た。同病院で診察を受けると再発しているが癒着しているので再手術はできないと言われた。大学病院で診察を受けたが、同じような答えだった。

今年の8月15日から突発性難聴になり、現在も少し聞こえにくい。耳鳴りもある。

〔望　診〕顔は小さいが運動不足のためか少し肥満気味。皮膚の色はやや黒い。性格は穏やかでにこやか。歩けるが動作して腰を動かすと強烈な痛みがある。

〔脈　診〕全体に弦で腎虚がある。肝は虚とは言いがたい、むしろ肝実ではないかと思われた。

〔腹　診〕不容、膻中に圧痛があるので肉類が好きかと問うと、肉や生魚が好きだという。食塊である。

〔治　療〕仰臥も伏臥も痛みのためにできない。側臥も左を下にしないと痛むという。

側臥位で腰椎の辺りを按圧すると、陽関穴の少し下に圧痛

がある。強くは押せない。他の部分には圧痛はない。この一点のみなので、ここに透熱灸を20壮。その後、痛む周辺に三本ほど切皮置鍼をし、後に少しの間、仰臥してもらって行間の寫法と復溜の補法。耳には翳風と聴宮に単刺。

〔経　過〕耳鳴りも腰痛も変化なし。しかし、脈が肝虚陽虚寒証に変わっていたので、この日は太谿と太衝の補法。聴宮と翳風には少しの間置鍼。

腰の圧痛があった部分を押すと昨日ほどは痛みがない。透熱灸20壮。灸をしている間、右下肢にピリピリと気持ちの良い感覚があるという。

２日後に来て、昨日から腰痛が激しいという。胸やけがあったのは治った。耳鳴りは変わらず。本治法は太谿と太衝。腰の圧痛は消えているので、少しずらして押すと手術痕の上に圧痛がある。これに透熱灸20壮した。

その翌日、朝から腰痛。動かないと痛む。大股に歩くと痛む。耳鳴りも激しい。同じような治療をしたが、腰の圧痛点が変わっていたので、少し離れた部位に透熱灸30壮とする。

それから３日後。少し耳鳴りがよい。腰は朝から痛む。どうも治療が行き詰まった感じなので、改めて腹診と脈診をして脾虚肝実証で取るべきだとした。また仰臥位で聴宮、翳風、外関、後谿に置鍼した。本治法は太陵、太白の補法と行間、足臨泣の寫法。腰の圧痛点に透熱灸50壮とする。翌日は朝が起きやすかったという。同じ治療。

11月４日。４日間が空いての治療。月経中なので透熱灸は中止。仰臥して左聴宮、左翳風、左外関、中脘、左照海に置鍼。伏臥してもらって腎兪に灸頭鍼。その後で手術痕に脂肪の

ような硬結があるので、これを単刺で取るようにした。その後、腰を中心に導引。

11月9日。どうも証が決定していない。あまり証を変えても意味が無いので、よくよく脈を診て腎虚証とした。本治法は尺沢と復溜の補法。左側の翳風、聴宮、外関、合谷に置鍼。腹部は不容、中脘、天枢、関元、足三里に置鍼。三陰交に灸頭鍼。背部は腎兪に灸頭鍼。後に痛む部位に単刺して導引。この時期になると導引しても圧痛は消えている。導引すると気持ちが良いという。

11月11日。右下腿部のしびれ感がよくなっている。胃のむかつき、胸やけが治った。腰は押してもらったので温かくて歩きやすいという。耳もだいぶ聞こえるようになり、ピアノの和音が聞こえるようになった。

この日の治療後は起きてすぐに歩けた。その後、同じような治療を3日おきに2回して、背筋を伸ばせるようになり、耳鳴りもずいぶんと小さくなったとの事であった。

〔考　察〕　証をいろいろと迷ったのが治癒を遅らせた原因かもしれないと反省している。ただ最初は痛みが激しく、仰臥などもできなかったので恐る恐るの治療だったのも遅くなった原因かもしれない。最初から痛むのを無視して治療する方法もなくはなかったが、患者が痛みを訴えているときは無理をしないほうがよいとは思う。もちろん完治はしていないが、いずれは完治させるつもりである。本人も来年のピアノの発表会には出たいと言っている。

その後、やはり手術痕のところに圧痛があるので、そこに透熱灸100壮している。だいたい1日置きである。最近は寝返りなども楽になり、治療後もすぐに起き上がれるようになったが、日によってすごく痛む時がある。

071
肋間神経痛　2

〔患　者〕昭和17年5月生まれ。主婦。
〔初　診〕平成26年11月7日。
〔主　訴〕肩こりと風邪を引きやすい。
〔既往症〕平成19年に左乳癌の手術を受けている。肝硬変と脂肪肝がある。肝臓にも腫瘍があるが、これは経過観察中。大きくなるようなら手術すると言われている。
〔望　診〕色浅黒く、あまり光沢が無い。少し肥満気味でブヨブヨ感がある。舌は乾燥しているが苔はない。
〔脈　診〕全体に弦で左関上は実、左尺中は虚、右尺中も虚。
〔腹　診〕右の脇下硬がある。これは肺積で肝臓に疾患がある人には必ず出ている。
臍傍に瘀血がある。
〔問　診〕認知症のご主人を介護しているので疲れてストレスがある。そのために食欲は旺盛で酒も飲む。寝汗が出やすい。動悸がする。大便は軟。小便は分らない。
〔治　療〕中脘、不容、天枢に浅く置鍼してから肺虚肝実熱証として行間、臨泣の寫法をしてから復溜の補法。背部は肝兪を中心に硬い部分に浅く置鍼。
〔経　過〕肩は楽になったが寒熱の往来がある。咽喉の詰まり感があ

る。病院の検査では尿酸値が高いと言われている。咽喉の詰まり感は気鬱であろう。1週間に1度くらいの治療で10回ほどで元気になってきた。
ところが。
平成27年7月に肋間神経痛だと言ってきた。一週間ほど前に白内障の手術を受けた。そのときに血圧が高くなり、その後から手術して除けている左乳房の周りから背部にかけてピリピリと痛むという。触っても痛む。

〔脈　診〕左寸口が少し有力、右寸口は弦で力がある。左尺中は虚している。

〔治　療〕痛む部位に接触鍼をして、左肩甲骨内縁の凝りを取るように接触鍼。本治法は復溜の補法と後谿の瀉法。

〔経　過〕翌日に治療に来て、昨夜は痛みが無くてよく眠れたという。しかし、その後は一進一退で、治療すれば楽になるが、すぐに痛みが出る。酒飲みだから仕方ないが、酒を止めろとは言わなかった。

血圧も高い。病院では精神科に行けと言われて相手にしてもらえない。

平成27年11月14日に再び治療に来た。

この痛みを完治させる方法はないものかと思案し、脾虚肝実証で治療してみることにした。やはり酒の影響があると思ったし、高齢だから腎虚は当然なのだと考えた。

〔治　療〕内関、公孫、外関、丘墟、足臨泣の補法とした。しかし、これでも思わしくない。とにかく皮膚表面のピリピリ痛みが強い。そこで皮膚は肺だからと考えて間使、商丘、雲門、丘墟の補法に切り替えた。胸の痛む部位には接触鍼のみ。背部は肩甲骨の内側から膈兪、肝兪、胆兪、脾兪、膈関、魂門などに浅く置鍼した。

〔経　過〕　以上のような治療を３回ほどしてまったく痛くなくなったという。

〔考　察〕　最初から間使、商丘を使うべきだと反省している。どうも肋間神経痛の治療は苦手なのだ。神経痛は肝虚証が多いのだが、肋間神経痛は脾虚証が多いようである。もちろん、胆経は必ず用いるのがよい。

〔余　話〕　漢方医学による治療の根本原則は、陰陽の気のバランスを取ることにある。陰陽の気は上下と内外で交流している。陽気は上り陰気は下るのだが、上った陽気はまた下り、下った陰気はまた上る。また陽気は外に出て行く性質があり、陰気は引き込む性質がある。しかし、夜になると陽気は内に入り、陰気は外に多くなる。

このような陰陽の気の交流が崩れると、陽実外熱、陰虚内熱、陽虚外寒、陰盛内寒状態になる。また陰の部位に熱が停滞すると陰実になる。

この５種類の病理状態が、何れの部位で発生しているかを診察する必要がある。また陰陽の気と一括りにするが、その中身は衛気、栄気、陽血、陰血、陽の津液、陰の津液などに分けることができる。また、これら気血津液は経絡によって循環しているが、臓に蔵されているものもある。

故にいずれの臓腑経絡において、気血津液の何が虚実状態になって、寒熱湿燥状態を発生させて、どのような病症を現しているかを診察するのである。そうして、湯液治療では酸味、苦味、甘味、辛味、鹹味の中の寒剤、微寒剤、平剤、微温剤、温剤を組み合わせて治療する。『傷寒論』と『金匱要略』に出てくる処方も、これらの組み合わせだが、その組み合わせを知って逆に、何れの臓腑経絡の虚実寒熱湿燥に作用させているかを考えて用いることになる。

鍼灸治療は鍼と灸を使い分けるし、鍼にも灸にもいろいろと種類があるが、要約すれば補法、寫法、瀉法の3種類である。補法は陽気を補い巡らせる。寫法は陰気を補い巡らせる。瀉法は熱を取り、血滞を取るが、結果として陽気や陰気を循環させることになる。以上が治療の大要である。

072
発　熱　3

〔患　者〕昭和48年5月生まれの女性。保育士。
〔初　診〕平成27年12月24日。
〔主　訴〕1週間ほど前に大学病院で右大腿部前面の脂肪腫を手術した。病院から帰った翌日から悪寒して発熱した。4日間ほど病院で点滴しているが39度の発熱が続いている。頭痛がするためにロキソニンを服用している。薬が効いている間は37度台に解熱している。薬が切れると激しく悪寒してから39度台まで発熱するのである。
〔既往症〕現在は2児の母親、保育士として幼稚園に勤務しているが、子供の頃から鍼治療に来ていた。大人になってからは副鼻腔炎で顔面が痛いと言って治療に来る事がある。
〔望　診〕発熱しているために顔色は悪くないが、少し浮腫の傾向がある。点滴をして、なおロキソニンを服用しているためであろう。ロキソニンは腎臓機能を低下させる副作用があるらしい。
　　　　　舌は白苔があって乾燥している。
〔脈　診〕脈状は全体に弦で数。まだ少陽経の熱の段階である。
〔問　診〕頭痛、口渇がある。左頸部のリンパ腺が腫れて痛い。左耳鳴りがある。

〔考　察〕激しく悪寒してから発熱するのは瘧病である。これは恐らく肝経に熱があり、そこに熱が集中するために悪寒し、その後に発熱するのであろう。だから瘧病は多くの場合脾虚肝実熱証である。つまり少陽経から肝経に熱が入っている。

〔治　療〕最初に翳風に刺絡して出血させた。次いで関衝の補法、労宮、大都の補法。行間の寫法。治療後は36度6分に解熱。湯液は柴胡桂枝湯エキス3日分。

〔経　過〕治療して帰ってから39度まで発熱したが、以前のように激しい悪寒は無かった。そうして夜の9時になると解熱した。ただし、夜中に頭痛がしたのでロキソニンを服用。また驚くほど小便が出たという。

翌25日の朝は35度1分の体温。食欲が出てきた。

〔治　療〕大陵、太白、内庭、足臨泣の補法。

その翌日26日になって元気になったが、四白の部分が痛いという。

攢竹、四白に浅く置鍼して知熱灸。その他は前回と同じ。以上、3回の治療で元気になったが、病院で変な菌にでも感染したのではないかと邪推している。

073
こむら返り

〔患　者〕昭和20年4月生まれの女性。魚の行商をしている。
〔初　診〕平成27年12月21日。
〔主　訴〕寒くなってから腰と足が引きつる。それも腓腹筋だけでなく大腿部も下腿部も、あちこちが引きつって痛く、夜が寝られない。
〔既往症〕6年前に心臓のカテーテル治療を受けている。
〔望　診〕肥満して水太り状態。下肢の全体に浮腫がある。
〔脈　診〕弦で虚。肝虚証ではないかと思われる。
〔問　診〕大便正常、小便は自利で夜間に何度も行く。痛くて眠られないためでもある。
〔治　療〕魚の行商は、朝4時頃から魚市場に行き、夜中に漁師が取ってきた魚を仕入れ、それを手押し車に乗せて町中に売りに行く仕事である。

今治市には20以上もの漁港がある。その大部分が村上海賊の子孫か、その関連である。そのために潮目を見るのが巧みで、魚を捕るのも上手い。たいていは夜中に漁場に行き、朝方には帰ってくる。

スーパーマーケットでも魚を売っているが、やはり行商の人から買う魚が美味しい。

話がそれたが、70歳での行商は冷えるし疲れるであろう。まず足を温めるために三陰交に灸頭鍼をした。

不容、天枢、梁丘、足三里、上巨虚、丘墟に切皮程度の置鍼。

本治法は陰谷と曲泉の補法。

背部は腎兪、承筋、飛陽に灸頭鍼。

〔経　過〕　以上のような治療で、その夜はよく眠れた。ただ腓腹筋の痙攣だけは時に起こる。同じような治療を3回ほど続けて腓腹筋の痙攣も軽くなった。

〔余　話〕　筆者も歳を忘れて早足で歩いたら、その夜は右の胃経が引きつって大変だった。筋の引きつりは痙病という。経筋の津液がなくなったために発生する。激しいときは発熱する。通常は芍薬甘草湯を用いる。痙病で肩こりを訴えてくる事がある。このときは栝蔞桂枝湯がよい。痙病は脈が沈んでいるのですぐに解る。

074
脂肪肝と糖尿病

〔患　者〕昭和23年8月生まれの女性。無職。
〔初　診〕平成25年4月20日。
〔主　訴〕頸部から後頭部、頭頂部まで痛み肩が凝る。左右の膝関節が悪い。腰痛がある。2年で10キロも肥ったために脂肪肝になり、血糖値も高くなっている。HbAlcが7.7もある。
〔既往症〕20年前に鞭打ち症。子宮筋腫の手術。
〔望　診〕皮膚の色浅黒く、肥満してがっちりタイプ。グレートマザーといったところか。
　　　　　舌は乾燥しているが周囲には歯型が付いている。
　　　　　下肢は浮腫。左右の膝も腫れている。
〔脈　診〕弦で力があり、重按すると腎は虚しているが肝実がある。右の脾胃の脈も大きくて力がある。
〔問　診〕大便は出にくく、食欲は旺盛。血圧が高くて薬を服用している。
〔治　療〕不容、期門、巨闕、天枢、足三里、曲泉、両膝眼、陰陵泉に置鍼。後に陰谷の補法。
　　　　　湯液は大柴胡湯と桃核承気湯のエキスを服用してもらう。
〔経　過〕鍼治療を受けて身体が楽になり、大便と小便が出だした。そうして40日ほど漢方薬を服用して肝臓の数値も血糖値

も下がったので医院の薬は中止したという。大丈夫かなと思ったが、本人のいうままに漢方薬を1年ほど続けて服用した。

1年ぶりに鍼治療に来たが、中性脂肪以外はすべて正常との事であった。

〔余　談〕前回もご子息が一緒に治療に来ていた。今回も一緒である。前回の時に私が何か言ったらしく、「先生のおかげで無事に離婚できて、現在は新しいパートナーと恋愛中で、そのうちに結婚します」と報告された。

何を言ったか知らないが、恐ろしいことだ。口には注意しなければ。おめでたいから良いようなものの。ただ、このご子息は婚約しているのにイライラする。そうしてイライラするとお母さんに電話する、という。ちょっと驚いた。40歳も過ぎているのに母親に電話するのは、少しマザコンの傾向があるのではないかと心配になった。確かに母親はグレートマザーの雰囲気がある。新しい結婚生活が幸せになるように祈るしかない。

075
癲癇と不妊症

〔患　者〕昭和57年7月生まれの主婦。
〔初　診〕平成25年4月25日。
〔主　訴〕急に倒れて意識不明になった。結婚してから3回目である。ただし、病院の精密検査では異常がない。
〔既往症〕小児喘息。ぎっくり腰。
〔望　診〕中肉でやや小柄。子供の頃から治療に来ているが、無口で緊張しやすいタイプのようである。結婚した相手が議員さんなので、慣れないために緊張して倒れたのではないかと思う。
〔脈　診〕左寸口溢脈で按ずると虚、左関上は沈濇で実、左尺中も沈、濇やや実の傾向がある。右寸口は弦、右関上は弦で虚、右尺中は弦で有力。
〔腹　診〕胸に熱があって膻中に圧痛がある。右の不容から中脘にかけて斜めに筋の抵抗があり、不容には圧痛がある。
左右の鼠蹊上部に圧痛があり、恥骨上部に縦にスジが出ている。
〔問　診〕便秘。冷え症。肩こり。動悸がしやすい。食欲はある。寝付きが悪い。腰痛がある。子供ができない。月経痛がある。
〔考　察〕さて以上の状態を、どのように考えるか。倒れたことを主

に考えると、腹証から柴胡桂枝湯が考えられる。脈も左関上が実だから柴胡でよいが、中脘に向かって斜めに筋の緊張があるときは大柴胡湯でもよいが、さほど丈夫な体つきでもないので柴胡桂枝湯である。

腹証に四物湯の証が出ている。とすれば柴胡桂枝湯合四物湯か。しかし、尺中の脈が左右とも有力なのはどうするか。話が変わるが。昔、兄の治療院に勤めていた女性事務員が癲癇発作を起こしたことがある。それをあるドクターに診てもらったところ、この子は結婚すれば治ると言われた。そうして、実際にその通りになった。

この患者も結婚すれば治る状態ではないか。しかし、結婚しているのだから、解りやすく言えば欲求不満である。だから四物湯は必要ないのかもしれない。必要なのはご主人の愛である。尺中の脈がそのことを示している。

〔治　療〕それでも柴胡桂枝湯合四物湯とした。半年ほど服用したが、冷えと月経痛が治らないので柴胡桂枝乾姜湯合四物湯とした。これを服用して月経痛がなくなり、1年半後に妊娠した。現在は当帰散を服用して元気である。もちろん癲癇様発作は一度も再発していない。

076
咳とニキビ

〔患　者〕昭和32年5月生まれ。保育士。
〔初　診〕平成27年12月7日。
〔主　訴〕病院で点滴したり薬をもらって服用しているが咳が止らない。
〔既往症〕20年くらい前に子供を小児鍼で連れてきてから本人も来るようになった。
　古いカルテはないが8年前の記録では、右肩が上がらなくなっているときに発熱した。そのために肩が痛く、声がれ、腰痛もある、という状態で来ている。このときは肝虚脾実証で商丘瀉法、中衝の補法で、2度治療して治っている。その後、1年に1度くらいの割合で腰痛で治療に来ている。子供を抱っこすることが多いので、保育士は肩や腰が痛くなりやすい。
　また、保育所は細菌やウイルスの住処ではないかと思うほど、いつも何か流行している。そうして、保育士もそれらの影響を受けて発病する。ただし、大人だから症状は軽い。最近はＲＳウイルスというのが流行っている。子供は発熱するが、大人は発熱までもはいかない。ただし、鼻炎、咽喉痛、咳などの病症は出てくる。この患者の今回の

咳も、そのようなたぐいのものであろう。早く来れば良いものを。このウイルスの咳は病医院の薬ではなかなか止らない。

〔脈　診〕　全体にやや緊張があり少し数脈である。左寸口と右関上が虚して右寸口は力がある。この状態を脾虚肺熱証とする。

〔治　療〕　大陵、太白、商丘、曲池を補った。背部は軽く接触鍼で散鍼して陽気を補った。

〔経　過〕　翌日。頭痛もあったが、それは治って咳は少し残っている。同じ治療で治った。

今回は脾虚肺熱の軽い状態だったようである。重くなると肝虚脾実証で、腰眼や肺兪の透熱灸も必要になる。いずれにしても2日も治療すれば治ることが多い。

〔余　談〕　ニキビはこの人ではない。この人のお嬢さん。子供の頃から治療に来ているが、思春期に入ってニキビができて便秘するというのでS社の桃核承気湯丸とする。現在、携帯電話の販売店に勤務しているが、体調は良好とのこと。まだ薬が手放せられないらしい。

077
肝臓癌の手術後

〔患　者〕昭和23年1月生まれ。会社社長。
〔初　診〕ずいぶんと昔で記録がない。
　　　　　この人の伯父さんに当る人が腰痛で治療に来ていた。ところがある日から急に数脈が現れた。それで病院に紹介すると肝臓癌であった。高齢でもあったためか、またたく間に亡くなった。
　　　　　余談だが、この人には愛人が2人いた。その中の1人が治療に来ていたが、亡くなって解ったことは、治療に来ていた愛人には何も残さなかった。別の愛人には渡していたと怒っていた。
　　　　　この社長も、その伯父さんの紹介で来たのだが、お酒を飲むので黄連解毒湯を常用し、痛みが出ると鍼治療していた。今回は久しぶりに来たら以下のような主訴であった。
〔主　訴〕平成24年の初めに肝臓癌の手術をした後、膿疱性乾癬が全身にできて、皮膚がはがれて出血し、痒みもある。来たのが9月である。
　　　　　左右の肩関節が痛くて眠れない。手指に力が入らない。腰が痛い。低体温になっているので寒い。血糖値も高くなっている。肝臓の検査数値は正常。胃がおかしいので食べる

量は少なくなっていて、胃にも違和感がある。胸やけがする。痛み止めとしてロキソニンを飲むと胃が悪くなる。それでも眠りたいのでデパスを服用。

〔望　診〕　全身の皮膚がはがれて出血している。塗り薬をつけているが効果は少ない。肥満気味で顔面の皮膚は赤黒い。唇の色も黒い。舌は白苔があり湿っている。

〔脈　診〕　全体に沈、細、数。左寸口有力、左関上実、左尺中虚。右寸口弦でやや浮き気味、右関上弦で虚、右尺中弦で有力。

〔治　療〕　左右の肩髃に切皮程度の置鍼。腹部はさしたる抵抗もなかったが、中脘など、正常な皮膚の部分に置鍼。
本治法は肺虚肝実証として行間の寫法と復溜の補法。
背部は天柱、膏肓、膈兪、肝兪、胆兪、脾兪、胃兪、腎兪などに置鍼。ただし、皮膚病が出ている部分は避けた。

〔経　過〕　1度の治療で脈が大きくなって弦数となった。胃の違和感が取れた。
2度治療した後は日中は痛みが楽だったが、夜は全身が痛んだという。
9月28日。腰痛。左鼠径部から下肢にかけて痛む。右膝関節痛。頸が痛くて顔を上げられない。手指に力が入らない。ただし、肩関節の痛みは楽になっている。
何しろ大変な状態なので、治るかどうか解らないが、少しでも楽になればと思い、痛む部位には総て切皮置鍼。用いたのは中国鍼の1寸で、最も細いものである。
1ヶ月に数回、1年以上治療に来て少し皮膚が綺麗になった。この頃から証は脾虚肝実証とし、本治法は内関、公孫。三陰交の灸頭鍼。外関、肩髃、翳風、不容、箕門、梁門、天枢などにも置鍼した。ただし、腹臥位は疲れるので背部置鍼はなし。

平成28年1月15日の時点では、皮膚はほとんど綺麗になった。恐らく皮膚科の薬が効いたのであろう。

治療は仰臥位で懸釐、翳風、肩髃、曲池、中脘、不容、足三里に置鍼。陰陵泉に灸頭鍼。

本治法は陰谷、外関、太谿、足臨泣、行間などを用いている。このような治療になったのは血糖値が高くなっているためで、まだ肝実もあるので行間と臨泣は寫法している。

それにしても皮膚が綺麗になって仕事もしていて、出張もしている。昨年末の忘年会では少しお酒も飲んだらしい。脈は数脈がなくなり、弦でやや強いくらい。

背部は天柱、巨骨、膏肓、膈兪、肝兪、脾兪、三焦兪に置鍼し、腎兪には灸頭鍼。最初の頃は伏臥位ができないと言っていたが、最近は問題なし。

〔考　察〕ここに至るまでの経過をすべて記していると大変なので、最後は結果だけにしたが、要するに患者が優秀なのだ。余計なことは言わないし。こちらも何も聞かない。不定期だけど平均すると月に4回以上は治療に来ている。

鍼治療によって全身の体調がよくなったのは間違いない。ただし、肝臓の数値は下がっているものの血糖値が高いから、何が起こるか油断はできない。なお、この方には愛人はいない。お嬢さんも治療に来ている。

078
気管支拡張症

〔患　者〕昭和25年生まれの女性、家業の縫製業を手伝っている。
〔初　診〕平成21年10月31日。
〔主　訴〕平成21年の2月から時々咳が出て止まらなくなった。夜が激しい。9月くらいから血痰が出るようになった。胸が詰まった感じでノドが痛い。
〔望　診〕小柄で色白。眼が小さい。体質は肝虚のようである。舌は白苔があって乾燥している。
〔脈　診〕数脈。左寸口沈で実、左関上沈で実、左尺中虚。右寸口沈、滑、実。右関上も沈、滑、実。
　　　　　この脈は肺癰病つまり肺熱が旺盛だから肺炎になっていてもおかしくない。
〔腹　診〕右の胸脇苦満が顕著に表れている。左の脇下硬があるが、これは体質的なもの。心下の巨闕の部分に抵抗がある。臍部で動悸が感じられる。
〔問　診〕足が冷える。便秘。食欲が無い。咳のために不眠。口が苦くて口渇がある。
〔治　療〕小柴胡湯咳加減を4日分処方した。
〔経　過〕4日後にきて、ずいぶんと楽になり、夜も眠れだした。数脈が消えて舌苔もなくなった。

11月18日になって咳が完全に止った。ただし、肩こり、便秘、足冷えがある。また血圧が高くなり、目の奥が痛む。柴胡桂枝乾姜湯に変える。

12月2日。血圧が安定した。ただし、薬は続けて飲みたいという。

翌年の1月29日に来て検査の結果、肺の影が薄くなったという。最初に肺の事は聞き漏らしていたが、肺炎の傾向があるとは思っていた。

続けて同湯を服用している。

6月になってまた咳が出だしたので、今度は柴胡桂枝乾姜湯に五味子を加えた。ところが肺炎で入院することになった。それでも漢方薬は続けて服用し、すぐに退院した。退院後は旅行に行った。

その後も平成23年3月まで薬を続けて服用した。

平成23年11月になって目眩がすると言ってきた。これは苓桂朮甘湯90日ほど服用した完治した。

062
急性の腰痛

〔患　者〕昭和30年11月生まれの女性、無職。
〔初　診〕平成27年9月10日。
〔主　訴〕急性の腰痛。
〔望　診〕小太りで赤ら顔。皮膚の色全体が黒っぽい。
〔既往症〕10年以上前から肩こり等で定期的に治療に来ている人である。この方の義父がぎっくり腰を起こして担ぎ込まれたのを、風市一穴で治したのがきっかけで来だしたと記憶している。もう義父は亡くなられている。
〔聞　診〕大きな船会社の奥さんなのに、よく動くし気を使う。その話し方から腎虚があると思われる。要するにへりくだった物腰なのである。ただ皮膚の色から診ると瘀血はある。治療もだいたいが肺虚肝実瘀血証である。
〔問　診〕昨日、腰をギクッといわせてから痛むという。右膝内側、曲泉の部分も痛む。肩こり。便秘がち。逆流性食道炎がある。
〔治　療〕脈診すると全体に弦で左関上が実に見える。ぎっくり腰だから肝虚になっているかと思ったのに、どう診ても肝実である。もちろん腎虚はある。
そこで中封を触るとゴリゴリしたものがあり圧痛がある。

これに対して経絡の流れに逆らって刺した。もちろん復溜も補った。腰は三焦兪、腎兪、大腸兪あたりに浅く置鍼し、鍼をしている上に知熱灸を施した。

〔経　過〕翌日来て「治りました」という。同じような治療をして終わった。

〔考　察〕急性の腰痛は若い人なら1回の治療で治るが、少し高齢になると3回は治療する。接骨院や整体治療などでこじらせた人は5回は治療しないと治りにくい。この方は「冷やしたら駄目」とか「揉んだら駄目」などの注意をしなくても分っているから楽である。

それにしても中封を経絡の流れに逆らって刺したのは初めてであった。もちろん手技は補法である。これでも治ったのだから、肝実瘀血のある人には有効な方法なのかも知れない。

〔余　話〕最近の療術師、整体師、カイロプラクターと言われる人は下手な人が多い。それでも「神の手」などと宣伝しているが、実際は悪魔の手に等しい。40年ほど前、あるドクターは無資格者の整体師に『素問』の講義を受けたと言っていた。恐らく、この方は技術も素晴らしかったのであろう。ある歯科医師は腰痛になると整体師の老婆に治してもらっていた。資格の有無にかかわらず、昔は巧い整体師が多かった。

079 膀胱癌

〔患　者〕昭和37年4月生まれの男性。飲食業経営。
〔初　診〕平成20年12月17日。
〔主　訴〕子供の頃から知っている人である。最初は頭痛がすると訴えてきた。胃腸も弱いので半夏瀉心湯エキスを服用してもらった。そのうち自分も漢方の本を読んで、◎◎湯が良いのではないか等というようになった。このような患者は難しい。また些細なことを気にして電話してくる。

平成26年6月4日。2週間前から時々血尿が出るようになった。泌尿器科で診察を受けて抗生物質が出た。それを飲んでも下腹部の不快感があり、排尿時と排尿後にも不快感がある。痛みは感じない。尿細胞を調べたらレベル3。何かないかというので柴胡桂枝乾姜湯を送った。何しろ遠方なので脈を診せろとは言えない。

20日後に治療に来た。

〔望　診〕痩せ型で色白。耳に特徴がある。前に向かって開いた状態の耳である。このような人は体質として腎虚がある。気も弱く、腎臓や膀胱の疾患に罹りやすい。
〔脈　診〕やや浮きぎみで弱。腎虚があり少し肝実の傾向がある。
〔腹　診〕右の脇下に圧痛がある。軽い胸脇苦満のようである。臍下

は虚して無力。

腎虚ですねというと、本人曰く、最近は房事過度だと。

〔治　療〕　肺虚肝実証で型どおりの治療。

6月26日に尿路上皮癌の可能性があるので精密検査に行くと連絡があった。

7月15日電話があり、膀胱癌と診断されたので、何か漢方薬を送ってくれとのこと。柴胡桂枝乾姜湯加三稜、薏苡仁とする。

9月2日になって、あまり変化がないので別の薬を希望。なお入院しているのでエキス剤がよいという。桂枝加竜骨牡蛎湯加猪苓湯とする。

忘れながらも平成27年1月末まで服用。

平成27年2月17日になって、痔が悪くなった。口内炎ができたなどと連絡があった。甘草瀉心湯加三稜、蒲黄とした。これを2週間ほど服用して口内炎や痔疾は治った。同湯を続けて5月まで服用してがん細胞が消えたと報告があった。漢方薬で治ったかどうかは不明。

080
めまい2

〔患　者〕昭和22年2月生まれの主婦。

〔初　診〕30年くらい前だが、古い記録はない。

〔主　訴〕ご主人の仕事を手伝っていた頃は肩こり、腰痛が主訴で、1月に1～2回は治療に来ていた。来ないときは数ヶ月も来ないこともある。今回はめまいである。朝起きたら眼が回っていたという。

2年前にご主人が亡くなったために、現在は1人暮らしであるが、何かと多忙なこともあるらしい。

〔問　診〕肩こりがある。左耳が鳴る。左の顎関節痛がある。目まいがするために吐きけがある。手足の先が冷える。食欲はあるが胃が悪い。大便は軟。

〔望　診〕痩せて筋張った感じ。頸も肩甲骨内縁も腰も筋張っているので鍼をするのに苦労する。筋張っている上には鍼をしないで、その側に刺すと緩まる。顔色や舌には特別なものはない。痩せているので常に肝虚陽虚寒証で治療している。湯液だと当帰四逆加呉茱萸生姜湯証である。

〔脈　診〕全体に沈、細、虚つまり弱脈である。ただし、脾の脈は沈、濇、細である。要するに肝虚陽虚寒証で太陰経の気滞である。ご主人が亡くなられてから心労が続いているのであ

ろう。
〔腹　診〕左右の腹直筋が少し引きつり気味なのは以前からだが、今回は左脇下硬が出てきていた。体質として肝虚だから当然だが、以前は脇下硬が出るほどの元気がなかった。つまり少し陰虚に近づいているのである。
〔治　療〕先ず仰臥してもらい、翳風、当陽、腹部の中脘、天枢、関元、左期門、足三里に置鍼。
当陽に鍼すると脈が大きくなる。
本治法は曲池、太谿、太衝、隠白の補法。
背部は膏肓、膈兪、肝兪、三焦兪、腎兪、飛陽、跗陽に置鍼。何れも15分程度。治療後に座ってもらうとめまいは止っているとのこと。
〔経　過〕翌日。治療を受けた後は楽だったが、朝起きたときに少しめまいがして吐きけがした。
そのまた翌日。起床時のめまいはないが、少しふらふらする感じがあり、胃がムカムカする。また後頭部と側頭部が痛む。治療は同じだが、懸顱と天柱の単刺を加えた。
次の日は頭痛も取れ、めまいもなく良好。

081
不眠、頭痛など

〔患　者〕 昭和42年5月生まれ。看護師。
〔初　診〕 平成10年9月29日。
〔主　訴〕 寝付きが悪い。夜中に眼が覚める。音が気になる。イライラする。この年の6月頃から悪化しだしたので安定剤を服用している。
〔望　診〕 中肉中背。眼が切れ長でいかにも肝虚体質である。看護師としては優秀なタイプに見えたが、働きすぎたのであろう。舌は湿っている。
〔脈　診〕 全体に弦で左寸口と右関上が虚している。
〔腹　診〕 右の脇下硬がある。
〔問　診〕 大便はコロコロしている。食欲は無いが食べたら食べられる。ただし少食。夢が多い。時に腰痛。左足がしびれることがある。
〔治　療〕 体質は肝虚だし、多夢、不眠などを考慮すれば加味逍遥散。腹証と脈証を主に取れば柴胡桂枝湯か。大便のコロコロは柴胡剤が効くことが多い。
　　　　　柴胡桂枝湯の煎薬を5日分。これを服用して身体が重く、関節が痛いという。脈が肝虚に変わっている。加味逍遥散の煎薬とする。

加味逍遥散を服用して大便正常となり、イライラが少なくなり家でも笑顔が出だしたと母親が言っていた。

同湯を服用すること6ヶ月。イライラは治ったが、動悸がして気分が落ち込みやる気がなくなるという。よって柴胡桂枝乾姜湯に変える。

同湯を1年ほど服用して元気になったが、背部に湿疹ができたというので十味敗毒湯とする。これは2週間あまり服用して治り、また柴胡桂枝乾姜湯とする。

平成13年の2月頃に職場の医師と結婚。同年5月になって妊娠した。妊娠して咳が出るので当帰散14日分。あまり効かなくて動悸もするというので炙甘草湯10日分。それでも治らないので十二味当帰芍薬散とする。これを服用して元気になり無事に出産。その2年後に妊娠したが、やはり同湯を服用して無事に出産。

その後、頭痛、肩こりが激しいというので延年半夏湯とする。これを忘れながらでも10年あまり常用した。その間、ご主人が開業するので気苦労もあったと思うが、元気で頑張っていると思っていたら、平成28年になって電話がかかってきた。動悸がするから薬を送ってくれという。問うと盗汗があるというので柴胡桂枝乾姜湯を送った。

082
全身の変形性関節痛

〔患　者〕昭和39年4月生まれの女性。無職。
〔初　診〕初診はずっと前だが、現在のカルテでは平成24年6月である。
〔主　訴〕顔面に吹き出物が出て痛む。身体全体も皮膚が痛む。右側の偏頭痛があり、目の奥まで痛む。咽喉痛が有り、盗汗、咳がある。
〔望　診〕小柄。顔面は赤くてのぼせている感じ。体毛が多いので肺虚体質だと思われる。少し浮腫の傾向がある。
全身の関節が腫れて太くなっている。ただし、関節以外の部分は細い。これは要するに鶴膝風である。特に膝関節が腫れて太くなっている。足の指が曲がっていて、ヨチヨチ歩きで、手の指も曲がっているので、物を掴むのも困難なのに車の運転はする。
〔腹　診〕右の脇下硬がある。臍の左右から下にかけて瘀血がある。
〔脈　診〕左寸口やや浮で濇、細、左関上と尺中は弱。特に左関上は胆の脈もない。
右寸口は弦で少し力がある。右関上は弦で虚、右尺中も弦で虚。
〔治　療〕肝虚陽虚寒証として曲池、太谿、太衝の補法。

翌日は曲泉と魚際の補法。

全身は皮膚鍼のような接触鍼。以上のような治療で治った。

〔経　過〕　この方は以前に治療に来ていたとき、簡単にリュウマチだから脾虚証だろうと思って治療していたが、あまり良くならないうちに来られなくなった。

脾虚証だと決めたのが失敗で、この人は変形性関節症である。つまり肝虚で肺熱なのだ。このように変形するまでの状態を聞くと、若い頃はよく発熱して扁桃炎になっていたという。肺虚体質だから当然である。それがある時、肺炎になるほどの熱になってから関節が変形しだしたという。このときに肺虚体質が肺熱になり、相対的に肝虚になったと考えられる。それも胆の脈も感じられないほどの重症である。

これは『金匱要略』に記されている歴節病で、後世でいう鶴膝風なのである。それで今回は肝虚肺熱として治療して治すことができた。

次にこの方が来たのは2年後。平成26年6月である。

〔主　訴〕　左右の下肢の胆経が痛む。自発痛が有り立っておられない。楽な姿勢がない。下肢全体に浮腫。腰痛も出ている。大便、小便、食欲は正常だという。

〔治　療〕　曲池、太谿、太衝の補法。側臥位になってもらい、腰から下肢の胆経全体に接触鍼。

翌日来て、痛みが楽になったという。夜も眠れだした。同じように治療をしたが、外気功治療を用いた。外気功治療はあまりやらないのだが、肺虚体質者は気に敏感だから時に用いることがある。治療後からだが温まって楽になった。

漢方薬を併用したいというので清湿化痰湯とする。これを

083
三叉神経痛

〔患　者〕昭和11年2月生まれの女性。長く洋裁をしていた。高校で茶道を教えている。
〔初　診〕平成27年8月18日。
〔主　訴〕右三叉神経痛。第二枝と三枝の痛みが主。
そのほかに腰痛、両膝関節痛。関節痛は3年続けてヒアルロン酸の注射をしたが効果なし。肝臓の数値が高い。腎臓も悪いと言われている。高血圧症で薬を服用している。
〔既往症〕大腸ポリープと胆石の手術。
〔望　診〕肥満している。眼が大きい。この人は怒ったら怖い眼をするだろう。口や唇も分厚く太い。舌は乾燥して白苔がある。これは後で解ったのだが、肩背部に揉みタコがある。大椎の部分はソフトボール（野球のボールよりも大きいという意味）を埋め込んだように大きい。これは指圧や按摩をし過ぎたためにできる。だから少しくらいの鍼治療ではびくともしない。当然、治りにくい。
〔聞　診〕多言。三叉神経痛は喋ると痛いはずなのに、この人は休みなく喋る。恐らく胸に熱が多いはず。
〔脈　診〕全体に弦で力がある。虚の弦脈ではなく、中に熱がこもった弦である。重按すると左寸口弦で有力（心熱がある）、

左関上弦で実（肝実）、左尺中虚（腎臓はさほど悪くないと考える）、右寸口虚、右関上と尺中は弦で力がある（血糖値が高くても不思議ではない）。

〔腹　診〕　右の不容から巨闕にかけて抵抗があり圧痛がある。食塊である。問うと生魚が好きである。このために心熱になって多言になり血圧も高い。

腹部は全体に膨満していて水が多い感じだが、臍傍や臍下に抵抗がある。これは瘀血である。

〔問　診〕　肩こりがある。食べ過ぎて腹が一杯になると胸苦しくなる。動悸がある。便秘するために下剤を服用している。小便の回数も量も多い。食欲旺盛で生魚大好き。不眠。

〔治　療〕　なかなかの難物である。高齢だし、いろいろな病気がある。自分のお喋りを優先して、こちらの問診にはすぐには答えない。何度か確かめて答えが返ってくるが、それでも聞き漏らしたらしく、後でいろいろと出てきた。

顔面の痛む部位は右の顎関節周辺が主なようである。

翳風、聴宮、下関、大迎などに切皮程度で置鍼。中国鍼の最も細い物を用いた。

腹部は期門、天枢、関元、梁丘、血海、膝眼、足三里に切皮置鍼。

本治法は肝虚陰虚熱証として陰谷、曲泉、外関の補法。

慢性の三叉神経痛の人は肺虚肝実証の脈を現していることが多い。加えて脾虚胃熱もあることがある。それで迷うのだが、肝虚陰虚熱証として治療した。

〔経　過〕　翌々日に来たので同じような治療した。ただし、本治法は腎虚証した。脈が変わっていたからである。治療後、右頬の痛みがなくなり、髪を触っても痛くなくなったという。

8月22日。3回目の治療である。食べ物を飲み込むとき

に痛い。トイレに行くと血便が出た。鮮血なら痔出血だろうと説明した。
8月25日。血便は止った。顔面の痛みは昨日は楽だったが食事の時に痛い。この日から肺虚肝実証として治療。腎兪には灸頭鍼。
8月27日。顔面の痛みが減った。喋りやすくなった。舌の先と舌の右側が痛む。耳の中も痛い。肩こり。便秘している。動悸や胸苦しさはなくなった。肝虚陰虚熱証として治療。腎兪の灸頭鍼は続けた。
8月31日。頬の痛み、耳の中の痛みが楽になった。ここ2日は頬にタオルをかぶらなくても眠れる。同じ治療。
その後、9月に5回ほど治療に来たが、やはり顔面の痛みや耳鳴り、下剤を服用して下痢、口の周囲が痛む等を訴えていた。同じ治療。
10月中に6回ほど治療して、良いときもあるが、何かと症状を訴える。11月に3回治療に来た。変化なし。
12月に3日に来て、以前にペインクリニックにかかって上関の部分に注射をしてもらったが、その後から顔が痛くなったのだという。初めて聞く話である。あるいはこちらの問診が足りなかったのか。また歯の骨が出てきて痛むという。これも初めて聞く話である。どうも問診が悪いらしい。結局、1週間に1度のペースで治療を続けていて、28年1月19日になって「だいぶん良くなった」と言うことだったが、また何が出てくるか。
なお歯の骨は異常なかった。それ以前にある病院では精神病者扱いをされたという。あまりにも多言で、言うことがいろいろと変わるので躁病のように思われたのかもしれない。確かに躁病的ではある。

084
急性の坐骨神経痛　3

〔患　者〕昭和17年5月生まれの女性。無職。昔は海苔の養殖をしていた。

〔初　診〕平成28年1月18日。

〔主　訴〕5日前に腰に電気が走ったような痛みがあり立てなくなった。その後、痛みが脚に来て自発痛がある。
痛む部位は大腿部の胆経と胃経である。
73歳ほどだが、既往症もないし、現在も何も病気がない。このような人は神経痛になっても治りやすい。

〔望　診〕中肉中背。年齢の割には若く見える。顔色も悪くない。

〔治　療〕仰臥も伏臥も無理だというので悪い方の脚を上にして側臥してもらった。圧痛点を探ると、髀関、髀関の少し横、伏兎、風市とその上下、陽関などに圧痛がある。軽く押しても痛む。これらの部位に透熱灸各7壮。
施灸後には仰臥できたので陰谷と曲泉の補法。

〔脈　診〕前後するが脈は弦で虚、肝虚陰虚熱証である。

〔経　過〕1月19日。昨日よりも脚が伸ばしやすい。
髀関とその横の圧痛点は消えて、風市とその上下、陽関、梁丘の透熱灸各20壮とする。
1月20日。脚を伸ばして寝られるようになった。動くと

刺し込むような痛みがある。この日から肝虚陽虚寒証として太谿、太衝、曲池の補法。

伏兎の圧痛が消えたので、胆経の透熱灸を主とする。

1月22日になって病院から出ていた鎮痛剤を中止したという。

本治法の後、初めて伏臥して貰って腰部に置鍼と知熱灸。

その後も続けて治療に来て、大腿部のチリチリした痛みはあるが、刺し込むような痛みはなくなったという。

〔考　察〕　今までにも何人も急性の腰痛から坐骨神経痛になった患者を治療したことがあるが、何れの場合も表面に圧痛があり、それに透熱灸をすることによって早急に治った。

鍼灸師なのに臭いから灸はやらないという人がいるが、灸が必要なことも多いのに、その人達はどうして治しているのだろうか。浅い置鍼だけでは治りにくい事を経験している。

085
坐骨神経痛と頭痛

〔患　者〕昭和51年2月生まれの女性。無職。
〔初　診〕平成28年1月20日。
〔主　訴〕平成20年の5月に出産したが、その頃から左坐骨神経痛のために不眠がちになった。痛む部位は腰から左臀部と鼠径部。1年前から偏頭痛が始まり、頭痛のために嘔吐する。
〔既往症〕妊娠中毒症となり、帝王切開で出産。病院で腎機能が落ちていると言われている。今までに何度もぎっくり腰を発症している。
〔問　診〕神経痛の痛みは夜に悪化するので不眠。便秘。足が冷える。食欲はある。酒も肉も好き。後頸部から肩背部の凝りが激しい。
月経前に頭痛がして神経痛も悪化する。時に月経痛がある。痛みのために寝付きが悪い。気持ちが落ち込みやすい。両親とも高血圧症で母親は20年ほど前から統合失調症。ペインクリニックで補中益気湯、川芎茶調散、加味帰脾湯を出してもらったが効果がない。
〔望　診〕背は低いが案外にがっちりした体つきで、顔色は悪くない。眼が大きくて舌には歯形が付いている。
〔脈　診〕全体に沈、細。身体の割に脈が細い。

左寸口弦、左関上実、左尺中虚。腎虚で肝実瘀血がある。
右関上沈、濇、短。太陰経の気の停滞がある。

〔腹　　診〕　右の脇下硬がある。これは肺積である。右の不容から巨闕にかけて抵抗と圧痛がある。これは食塊。

右臍傍に抵抗がある。左臍傍下つまり外陵から大巨にかけて圧痛がある。これは瘀血であろう。左右の鼠蹊上部に圧痛がある。恥骨上部にも抵抗と圧痛がある。

〔治　　療〕　遠方から来ているので漢方薬を希望している。よって疎経活血湯とする。

U社の煎じ薬を出した。

〔経　　過〕　10日間服用して来院。1日の服用で頭痛がなくなり、嘔吐しなくなった。神経痛も楽になっているので続服を希望した。

〔考　　察〕　疎経活血湯を用いて治らなかったことがあるために苦手意識があるが、古いノートを開いてみると、今までにも本方で良かった人がいる。1人は産後の腰痛で便秘して息苦しい、全身の倦怠感があると言う人に用いている。このときの脈は沈、細で肺虚肝実証だと記している。

もう一人は左坐骨神経痛の男性で冷えて痛み、倦怠感がある。脈は肺虚肝実証としか記していない。

本症例の患者も脈は肺虚肝実証である。

ノートに『万病回春』の条文を書き写しているので、それを以下に記してみる。

「遍身走痛して刺すが如く、左足痛むこと尤甚し、左は血に属す。多く酒色損傷にて筋脈虚空にして、風寒湿を被り、熱内に感じ、熱に寒を包む、則ち痛み、筋絡を傷る、これを以て昼は軽く夜重し、宜しく以て経を疎し、血を活かし、湿をめぐらすべし、これ白虎歴節にあらざるなり」とある。

左右の痛みに拘る必要はないと思うが、以前の患者も今回の人も左側の神経痛であった。

『回春』では「酒色損傷」となっているが、これも単に無理をしたために、と考えて良いと思う。この患者の場合で言えば妊娠中毒症も有って帝王切開をしている。以前の患者も産後の腰痛であった。

筋脈虚空とか筋絡を傷る、とあるが、これは経絡の流れが悪くなって痛みを出しているということ。

風寒湿を被りとあるが、これは風＝虚熱、寒＝冷え、湿＝水滞と考えてよい。つまり風と言われるような虚熱が発生し、それが発散されないために熱が内に留まっている。熱の停滞があるために上記した昔の患者は２人とも倦怠感があると言っている。また内に熱が留まるのは発散するだけの陽気が無いということ。陽気が無いということは冷えているということである。またこの内の熱には血の停滞も加わっているという複雑な状態である。加えて湿もあるために、なおのこと血熱が発散されないで、経絡の流れている部分の筋肉に痛みが発生しているのである。

熱の停滞があれば脈が大きくて、触診しても煩熱があり、患者も熱いと言うのだが、自覚的には冷えを感じ、脈も沈、細である。脈が沈んでいるのは寒であり湿である。細いのは瘀血のためとする。

次に夜痛むのは神経痛の特徴だが、これは瘀血があるためでもある。このような痛みは白虎歴節ではないという。つまり変形性の関節炎ではないのである。

翻って考えてみると、脈が大きくて煩熱するのであれば小建中湯や黄耆建中湯がよいと思うし、冷えのために脈が沈、細なら附子湯や芍薬甘草附子湯や当帰四逆加呉茱萸生

　　　　姜湯などが考えられるが、いずれも瘀血を取るのには役不足である。
　　　　筆者が解らないのは湿が関係しているということである。目立って浮腫が無いからである。ただし、矢数道明先生は腎臓疾患のある神経痛によく用いておられたと記憶している。今回の患者も腎機能が落ちていると言われていた。

〔薬　物〕本方を構成している薬物について少し述べておく。まず四物湯がある。これは血虚を補うから、過労によって神経痛になったときには用いてよいし、四物湯は初期の段階は血虚のために煩熱するが、慢性化すると冷えが加わる。この症例の患者には鼠蹊上部と恥骨上部に圧痛があったから、四物湯が適合する。
　　　　桃仁が含まれているが、これと牛膝は瘀血を除く。これらは瘀血が原因で夜痛む神経痛に効くし、便秘にも効く。
　　　　羌活は太陽経、防風は太陽経と陽明経、白芷は陽明経、それぞれの停滞した陽気を発散する。陽気を発散するから頭痛が取れる。
　　　　威霊仙は風による虚熱を取り、竜胆と防風は下焦の湿熱を取る。
　　　　白朮と茯苓は肌肉の余分な水を経脈の中に送り込み、結果として小便を多くする。
　　　　陳皮、甘草、生姜は太陰経の気を補い発散させて気鬱を取る。

〔余　話〕さて以上のような解説が参考になるかどうか。書いている本人は勉強になった。今後は疎経活血湯を大いに用いたい気分になっているが、清湿化痰湯との区別も必要であろう。
　　　　なお件の患者は次は母親も連れてきたいと意気込んでいた

が、統合失調症を治す自信はさらさらない。

後日、両親と叔母さんになる人を連れて来た。母親は八味丸にした。統合失調症が治るとは思えないが、糖尿が激しいので湯液にしたわけである。

その叔母さんなる人は健康食品しか食べてないという。見るからに栄養失調で全身にアトピー皮膚炎が出ていて痒いという。多言なので腹を診ると食塊がある。胸に熱がある。健康食品を１年間で百万円ほど買っているというが、食塊ができて胸がザワザワして動悸があるという。あまりにも馬鹿馬鹿しいので、そんな健康食品は止めて普通の物を食べなさいと言った。世の中には変な人が多い。薬は黄連解毒湯にした。

086
潰瘍性大腸炎 2

〔患　者〕昭和34年10月生まれの女性。
〔初　診〕平成23年8月29日。
〔主　訴〕平成15年に潰瘍性大腸炎を発症した。腹痛、下痢、下血があり、病院では副腎ホルモン剤を服用している。
〔望　診〕眼は大きくて切れ長。肝虚体質のようである。舌は少し乾燥がある。
〔腹　証〕左右の不容に少し圧痛がある。回盲部に圧痛がある。
〔脈　診〕左寸口弦、左関上弦で虚、左尺中虚。
　　　　　右寸口濇細で少し力がある、左関上沈、濇、細、左尺中沈、濇、細。
〔問　診〕上腹部も下腹も痛む。下痢は朝1回、細い便が出ることがある。時に下血。口唇乾燥、手掌煩熱がある。
〔治　療〕口唇乾燥、手掌煩熱と脈腹証によって温経湯とする。最初は煎じ薬、途中からエキス剤として現在まで4年半飲み続けている。
　　　　　途中で甘草瀉心湯なども服用してもらったが、やはり温経湯が良いと言って続けている。驚いたことに温経湯を飲み出してから副腎ホルモン剤は勝手に止めているという。こちらは続けていると思っていたので驚いたが、もともと多

量に飲んでいたのではないし、あまり効き目もなかったので止めたらしい。

過日も来て腹が痛いという。脈を診ると沈、濇細で全体に冷えている。過日、猛烈な寒波が来たので冷えたのでしょうというと、本人もそのようだとの事であった。

食べ物で冷えたのでしょうか、というから聞いてみたが、ビールを飲むわけでもないし、アイスクリームが好きなわけでもない。生野菜ばかり食べているのでもないから、やはり寒波のためでしょう、ということになった。

冗談のような話だが、当帰四逆加呉茱萸生姜湯を服用している人が、秋になると必ず下痢になる。聞いてみると暑い間はビールとアイスクリームを欠かさず飲んで食べているというのである。だから冷える秋になると下痢になるのである。

この方はそんな馬鹿なことはしない。太谿、太衝、隠白を補ったらすぐに脈が大きくなった。これで腹痛も楽なはずである。

087
頸肩腕症候群

〔患　者〕昭和25年生まれの女性、少し前まで働いていたが、今は無職。
〔初　診〕平成28年1月13日。
〔主　訴〕平成27年9月1日に眼の手術を受けたが、ずっと伏臥状態になっていた。その後に肩こり、頸部の痛みが出て左手が痺れるようになった。
〔既往症〕一時期、糖尿病で服薬していたが、現在は正常値になったので服薬していない。ただし、父親が糖尿病である。
〔望　診〕色浅黒く赤ら顔。体格は普通。舌は乾燥している。
〔問　診〕食欲はあるが、食後に倦怠感が出ることがある。大便正常。
〔脈　診〕全体に弦でやや遅。左寸口虚、右関上虚で脾虚型である。
〔腹　診〕心下全体が板を張ったような感じで抵抗があるが、さほど堅くはない。
〔治　療〕脾虚証として大陵、太白、陽池、手三里の補法。
背部は膏肓、膈兪、脾兪、胃兪などに浅く置鍼15分。
肩背部に散鍼の後、知熱灸。
〔経　過〕翌日は頸も肩も楽になった。手の痺れは治っていない。
次の日も同じような治療をして楽になった。ただし、頭を下に向けると右肩甲骨内縁が引っ張られて痛むという。肩

や頸の自発痛はなくなっている。

〔再　発〕１月18日になって右手の自発痛が激しいと電話があった。すぐに来てもらったが、前日に温泉に行った後で痛みが出たという。

右の大腸経と三焦経が痛んでいる。左手は治ったという。肩甲骨内縁の痛みもある。

〔治　療〕右肩髃、右臂臑、右曲池、右手三里に置鍼。腹部は中脘、天枢に置鍼。足三里にも置鍼。総て切皮程度。

本治法は脾虚証として大陵、太白の補法。

その翌日も変化なし、

１月20日の治療は肺虚証で太淵を補い、合谷を寫法した。これは脈が肝虚にみえたが、右寸口の脈がやや浮き気味なので、肺経と大腸経の陽気の停滞を補って発散すれば肝虚も補われると考えたのである。

これが大失敗で、その翌日は自発痛が激しくなった。

１月２１日は右肩髃と右手三里に灸頭鍼。腎兪に灸頭鍼。糖尿体質があるためだと考えて陰谷、陰陵泉の補法。

手三里にこだわるのは、脾虚の傾向がある人は手三里が足三里と同じような効果があると考えているからである。下廉、上廉も下巨虚や上巨虚に対応すると考えている。

それはさておき患者の状態である。21日は治療して帰ってからは楽だったが、昼食後から劇痛。

何とも気づくのが遅いのだが、この人は青果市場のような所で働いていて腕は酷使している。そのために頸肩腕症候群になっていると考えた。脈を診ながら腕を挙げて少し外転気味にすると脈拍が弱くなるし、頭を真っ直ぐさせて押すと頸が痛いというから間違いないようである。

因って断固、肝虚陰虚証で治療することにした。また頸部

の天容、翳風、天鼎、缺盆にも切皮置鍼。肩髃と手三里の灸頭鍼は同じ。

伏臥して天柱、風池、天井、清冷淵、臑兪、天宗、秉風（以上は右側だけ）に置鍼。その他、膏肓、膈兪、肝兪に置鍼。腎兪には灸頭鍼。

以上のような治療を5回ほど続けて鎮痛剤が不要になった。

しかし、最初は脾虚証で左肩や頸は治ったのに右は肝虚証で治療した。これはどういうことか。

恐らく、脈診を主として安易に証を決めたためではないかと思われる。糖尿病体質の人は脾虚腎虚の陰虚熱証が多い。しかし、体調がよいときは脾虚だったり腎虚だったりする。それで間違うわけで、治療に来たときに体調の良い脈を現していることがあるのだ。これをどう防ぐか。

最初に診察するときに、しっかりと腹診をし、腹部の抵抗や圧痛がある部位に丁寧に鍼をしてから脈診すると、それだけで脈が整う人もいるが、慢性疾患や糖尿体質の人は、そこで初めて脈の虚が正確に現れることがある。

腹部の治療だけで脈が整う人は、経脈や絡脈の流れが悪いだけの軽い病気なのである。もし腹診したり、腹部に治療した後で、最初は脾虚に見えていた脈が肝虚や腎虚に変わった場合は、その変わった状態が本当の病の脈だと考える。なおかつ、経脈だけでなく、腎の津液や肝の血の虚が主体の病気だと考えるのである。別の言い方をすれば経絡病や経筋病だけではなく、臓の持っている気血津液まで虚した重い病気なのである。このことに早く気が付いて手足の要穴だけではなく、背部兪穴や募穴にも、透熱灸や灸頭鍼を用いて気血津液を多くするように治療するべきであろう。

088
左五十肩

〔患　者〕昭和27年生まれの女性。無職
〔初　診〕平成27年9月16日。
〔主　訴〕1年前に肺炎になり、入院して左腕点滴をしたが、退院してから左腕が動かしにくくなり、左肩関節が痛み出した。夜に自発痛がある。
〔既往症〕肺炎以外には妊娠腎があった。そのためか現在も高血圧がある。
〔望　診〕やや赤ら顔で痩せて細い。
〔脈　診〕滑に近い弦である。左寸口虚、右寸口虚、右関上虚、左尺中滑実。
　　　　　左尺中の脈によって現在も腎臓の働きが充分でないことが解る。
〔腹　診〕心下の巨闕から中脘にかけて詰まりがある。臍の下から傍にかけて軽く抵抗がある。
〔治　療〕巨闕、不容、中脘、天枢、交信に切皮置鍼。左肩髃に灸頭鍼。
　　　　　本治法は脾虚証で大陵、太白の補法。
　　　　　脈からいうと肺虚のようにも見えるが、腎の脈を実と考えて脾虚で補った。また交信に置鍼したのは妊娠腎の既往症

がある人に効果があるからである。

〔経　過〕10日後に来たが変化なし。10月になって5回ほど治療に来たが、10月の2回目の治療から肝虚陰虚熱証として陰谷、曲泉を補った。

証を変えたのは脈が変わったためでもあるが、腎の脈の滑実は補って津液を多くしないと取れないと判断したためである。なおまた五十肩は肝虚陰虚熱証が多い。

11月の9日。11月になって2回目の治療の時、帯を結ぶ動作が少し楽になった。鎮痛剤を服用しなくても眠れるようになった。

このときに脈は腎虚心実証になっていた。腎は良くなったが血圧が高くなっている。七十五難型である。

郄門を寫法して曲泉の補法。他はいつものような治療だが雲門に深く刺した。これは肩関節に向けて刺すのがよい。

11月中に腎虚心実証で3回ほど、合計5回ほど治療。

12月になって肝虚陰虚熱証で1度だけ治療して来なくなった。

年が明けて1月に娘さんが治療に来ているので聞くと、不思議と完治したと本人が驚いているとの話であった。合計14回ほどの治療であった。

089
自律神経失調症　2

〔患　者〕　昭和62年12月生まれ。障害者の訓練学校に勤務
〔初　診〕　平成28年1月23日。
〔主　訴〕　自律神経失調症を治して欲しいとの訴えである。聞いてみると、肩こり、耳鳴り、両手の震え、朝が起きにくい、過呼吸になる、不正出血。以上のような症状がある。
〔既往症〕　卵管膿腫のために両方の卵管を切除している。
〔望　診〕　痩せ型。少し色が赤っぽい。耳が肝虚体質の状態。舌は正常。
〔脈　診〕　全体に沈、濇、細、数。左尺中虚、左関上やや実の傾向がある。
〔腹　診〕　右の肋骨弓の上下に熱感があり、不容には圧痛がある。臍下は虚している。
〔問　診〕　偏頭痛がある。頸と肩の凝り。動悸がしやすい。便秘がち。食欲はあるが、無いときもある。食欲がなくても空腹にはなる。空腹になっても食べられない。この状態は「飢えて食を欲せず」で腎虚である。お酒は時に飲む。睡眠が浅い。盗汗がある。イライラする。
〔治　療〕　肺虚肝実証で柴胡桂枝乾姜湯証だとして、同湯のエキス剤を1週間服用してもらうことにした。

〔経　過〕　きっちり一週間後に来て、イライラと手の震えがなくなった。ただし、朝が起きられないのと、小便回数が多い。
　　　　　小便回数が多いのはこの薬で治るからと、また一週間分を服用してもらうことにした。

〔考　察〕　私は柴胡桂枝乾姜湯が好きなようである。本方を用いるときは動悸、盗汗、足冷え、肩こりなどを問診し、脈を診て肺虚肝実になっていれば用いる。以前は吐きけがないことと便秘しないことを条件に加えていたが、証が合えば便通も良くなるので気にしないことにしている。ただし、ウサギのようなコロコロ便が出る場合は小柴胡湯がよい。吐きけも半夏瀉心湯などの証があれば用いないが、頭痛がしたときに吐きけを伴う程度であれば半夏白朮天麻湯や呉茱萸湯の証との区別をして用いる。
　　　　　本方証の人は眼に特徴がある。眼が小さいのである。眼が小さいのは肝虚陽虚寒証体質で当帰四逆加呉茱萸生姜湯などの適応だが、もともと小さいのではなく、仕事などで気血を使いすぎて小さくなり、本方証を現しているのだと考えている。もちろん脈が肝虚になっていれば当帰剤を用いる。

090 腹痛

〔患　者〕平成9年10月生まれ。女性、高校生。
〔初　診〕平成27年4月10日。
〔主　訴〕小学生の頃から朝、腹痛を起こしやすかった。腹痛して下痢する。
〔望　診〕あまり特徴はない。舌にも苔などない。
〔脈　診〕弦で脾虚型の脈である。
〔腹　診〕左右の腹直筋が異常に引きつっている。よく言われる四逆散の二本棒の状態である。
〔問　診〕食欲はある。下痢しやすい。月経痛は無いときと有るときがある。肩こりがある。
〔治　療〕脾虚証として大陵、太白、三陰交を補い、湯液は桂枝加芍薬湯とする。
〔経　過〕同湯を服用して調子が良いというので忘れながらも半年ほど服用。その間、運動もしていないのに膝関節が痛むとの事で5回ほど鍼治療に来た。
　　　　　寒くなった頃、受験のストレスで薬が効かなくなった。腹痛して下痢するから薬を変えて欲しいと母親が本人を連れて来た。
〔脈　診〕左関上が弦で力があり、右の関上は細で渋っている。気滞

があると考える。
〔腹　　証〕以前と変わらず四逆散証である。
〔治　　療〕四逆散と六君子湯の併用とする。これを服用して良好とのことである。
〔考　　察〕子供の頃、学校に行く前になると腹痛を訴えるのは登校拒否の前兆である。ただし、この子は高校までは無事に行けたが、進学校などで、そのストレスに負けているのである。腹証からすると気血の停滞がある。要するに鬱状態である。このままでは大学受験に失敗する可能性があるし、大学に行けても続かないかもしれない。

　ただし、本人が親の過保護、過干渉、束縛から逃れて大いに遊ぶようになれば治る可能性がある。しかし、自立心が欠如していることは間違いないから、今後、就職や結婚などの話があるごとに体調を崩すのではないかと思っている。どうか親の呪縛から逃れて大いに成長して欲しいと祈らないではいられない。

091
めまい3

〔患　者〕昭和26年8月生まれ。女性、陶芸家
〔初　診〕平成28年1月28日。
〔主　訴〕めまいがして1ミリも動けなくて吐きけがした。
　　　　　4年ほど前に初めて乗物酔いしたような感じになったが、トラベルミンを服用して治った。その2年後の冬に激しいめまいがして眼も開くことができなくて嘔吐した。今回は6日前に最初に言ったような激しいめまいが起きた。現在はフワフワした感じで頭重がある。
〔望　診〕顔色赤黒く、目の周囲に浮腫がある感じ。舌は湿って歯型が付いている。
〔脈　診〕弦で腎と脾が虚している。この弦脈は水毒のためだし、脾虚腎虚は腎の陽気が虚して排尿作用が弱くなり、加えて胃の陽気も弱くなっているために飲んだ水分の吸収も悪いと考える。この脈証からは半夏白朮天麻湯が考えられる。
〔腹　診〕全体に水っぽい。臍の上と左側で動悸が感じられる。左側の動悸は肝虚証の時に現れるからイライラしているとも考えられる。
〔問　診〕ご主人も陶芸家でワンマンなので常にストレスがある。足は冷える。頭痛はない。肩こりも感じない。便秘するので

下剤を服用している。膀胱炎になりやすい。某医院で猪苓湯を出してもらっている。食欲はあるが胃は弱い。弱いと言いながら1日にコーヒーを5～6杯飲んでいる。不眠のために薬を服用。高血圧で薬を服用。

〔治　療〕　便秘が気になったが、高血圧症は半夏白朮天麻湯でも聞くので、迷わず同湯を出した。

煎じ薬を5日服用してめまいがなくなり頭もすっきりしている。ただし苦いのでエキス剤にして欲しいと。同湯エキス剤を10日分出した。

〔考　察〕　動けないほどのめまいなら沢瀉湯が考えられる。まためまいで弱脈があり、脾虚腎虚なら真武湯。もし同じ脾虚腎虚でも動悸とめまいがあり、脈が沈、細、緊であれば苓桂朮甘湯がある。

その他、桂枝去桂去加茯苓白朮湯、五苓散、茯苓甘草湯なども考えられるが、だいたいは前記したような薬方でめまいは治ることが多い。

092
難治な病症 その1

〔患　者〕昭和14年4月生まれ。女性、無職。
〔初　診〕平成28年2月6日。
〔主　訴〕両脚の付け根つまり鼠径部が痛む。杖なしでは歩けないし、仰臥もしにくい。3年前に右腎盂の癌を切除した。その後からだという。それまでは山登りしたり運動していたのだが、入院して動かなかったためだと本人はいう。またご主人の運転する車に乗るとき、右足だけ乗った状態で車が発車して引きずられ、筋肉が伸びたという。そのようなことが4回もあった。どうもセッカチなご主人である。
〔望　診〕ふくよかに肥満していて、にこやかな奥さんである。ただし、脚は細い。舌には薄い白苔があり、乾燥している。
〔脈　診〕脈状は沈、緊、細、数である。このような脈の人は生命にかかわる疾患を持っていて、数日中に発症する可能性がある。それで他に病気がないか聞くと、現在、脊髄に癌が転移しているという。サイバーナイフで治療して、現在は1ヶ月に1度、注射をしている。
　　　　　六部位の脈は腎が虚して肝と心が実、脾も虚している。
〔問　診〕食欲はある。便秘。汗が出やすい。脚は冷える。
〔治　療〕長くは寝ておられないというので、膝の下に枕を入れて脚

を曲げてもらっての診察と治療である。

痛む部位を丁寧に聞き探ると気衝、髀関、陰廉あたりが痛む。気衝には接触鍼、他の部位は少し深く刺した。伏臥してもらって裏環跳に灸頭鍼。

本治法は復溜と陰陵泉を補った。治療直後には痛みが消えて楽だと言っていたが、翌日聞くと、すぐに元通りになったらしい。

〔経　過〕　脚が冷えるというので三陰交に灸頭鍼をすることにした。背部は腎兪と裏環跳に灸頭鍼。他には陰廉、髀関、気衝に単刺。最初の時より少し深く刺した。本治法は陰谷と陰陵泉。

３回目に治療に来たとき緊、数脈がなくなっていた。

７回目の治療の時、寝られる時間が少し長くなっていたという。

同じような治療を続けて少しずつ歩くのが楽になっている。

〔考　察〕　この患者は脊髄の腫瘍という難治な疾患を抱えているが、単なる筋肉痛なので治りやすいのであろうか。ただもし数脈が現れてくると腫瘍が悪化したと考えるべきである。

093
難治な病症 その2

〔患　者〕昭和9年4月生まれ。男性、無職。
〔初　診〕平成28年2月16日。
〔主　訴〕6ヶ月前から右肩から肘にかけて痛む。自発痛があるために不眠。腕は挙るが痛む。
　　　　　6ヶ月ほど前に帯状疱疹ができて皮膚科に行ったが、治らないまま現在至っている。
　　　　　昔は帯状ヘルペスは治りにくい疾患であった。そのために火傷したような痕ができて、痛みが取れないと訴える人が来たものである。現在は良い薬ができているから治るはずなのに。もちろん帯状ヘルペスは鍼灸治療の方が即効性がある。水疱のできているところすべてに透熱灸をするのである。そうすれば早ければ2日ほどで痛みが消え、水疱が完全に消えるまで灸をすれば後遺症もなく治ってしまう。ただし、ヘルペスのできている範囲が広いときは内科の先生に紹介して診察して貰うことにしている。腫瘍が隠れていて、体力が落ちたためにヘルペスが出ることがあると、内科医の先生に教えられたためである。
〔望　診〕体格のがっちりした老人である。非常に謙虚な態度で、こちらが恐縮してしまう。顔面はシミなどができているが、

昔はかなりの二枚目で、それなりの地位がある人だったのではないかと思われる。このような人は早く治る。

〔脈　診〕　全体に弦で力があり、腎と脾が虚している。

〔問　診〕　高血圧があるために内科にかかっている。大便は正常、食欲もあり、酒も日本酒を少し飲む。

〔治　療〕　右上腕外側、臂臑から五里あたりまで黒い斑点が出ている。恐らくヘルペスの痕であろう。これに透熱灸をすることにした。12カ所である。一箇所に1壮。

本治法は陰谷、陰陵泉の補法。後は肩関節の周辺から肩背部に補法の接触鍼をして終わった。

〔経　過〕　治療した夜は自発痛が消えたためによく眠れたという。ただし、完治しているわけではない。腕を動かすと痛む。

〔考　察〕　この方は、このまま治療を続けると治るはずである。今までにも何人かヘルペスの後遺症を治療したが、この方は鎮痛剤を服用していないので治りが早いのかもしれない。

094
難治な病症 その3

〔患　者〕昭和20年1月生まれ。男性、僧侶。
〔初　診〕平成28年1月9日。
〔主　訴〕1年前から両肩関節痛と上肢全体の痺れ痛み。頸を回すと左上肢に痛みが走る。
　　　　　腰痛が有り、左右の大腿部、膀胱経が痛む。
〔既往症〕高血圧症で薬を服用している。3年前に脳梗塞。腰の脊柱管狭窄症で手術を受けている。
〔脈　診〕沈、緊、数。どこが虚しているのか解らない。
〔問　診〕大便、小便などには異常なし。食欲もある。酒は飲まないことになっているが、時に少し飲む。
〔治　療〕左右の肩髃、臂臑、曲池と腹部の中脘、天枢、関元に切皮程度の置鍼20分。本治法は復溜、中封、魚際、百会。以上の治療で数脈が落ち着いた。
〔経　過〕3日後に来て少し楽になったとのこと。その後、3日か4日おきに治療に来ていて、少し楽になったとはいうが緊脈と数脈は変わりがない。そのためにご子息に何があってもおかしくないと伝えてある。
　　　　　そのご子息の治療。やはり僧侶である。
〔主　訴〕頸から肩、背部の凝り。誰か乗っているようだという。実

は、この冬、急に寒くなってから亡くなる人が多く、連日のように葬儀がある。葬儀があると衣を着るのだが、これがすごく重いのだという。それで肩が凝るらしい。

営業努力をしなくても葬式を出せば収入があるのだから贅沢をいうな、と言おうと思ったが、さすがにこれは止めた。体格の良い人である。まだ40歳になるかならないかなのに肥満している。僧侶にはこのような人が多い。宗派によっても違うが、檀家からの布施で食べさせてもらっているのだから、少しは痩せているほうが良いと、これも言おうと思ったが止めた。

中封、復溜を補い、背部に20分ほど置鍼した後、肩の凝っている部位に三稜鍼。10か所ほどから血を出した。これでスッキリしたと帰っていった。なお三稜鍼を刺した後には知熱灸をしておくとよい。理由が分からない人は自分で試してみると解る。

095
難治な病症 その4

〔患　者〕昭和20年6月生まれ。男性、無職。
〔初　診〕平成28年1月30日。
〔主　訴〕右肩関節痛で挙上不能。上腕部の自発痛と倦怠感がある。
〔既往症〕左腎臓の切除と膀胱の切除。要するに癌である。膀胱は人工の袋をぶら下げている。この手術が2年前。その1年後に急性膵炎になった。その後から肩が痛くなったようである。
〔望　診〕がっちりした体格である。舌などに変化なし。退院してから10kgも肥った。
〔脈　診〕右手は反関。左関上実、左尺中虚。全体には緊、大で数。
〔問　診〕便秘する。食欲はある。酒は急性膵炎になったために止めた。
〔治　療〕五十肩だからと軽く考えて、最初の2回は側臥位で肩髃、臂臑、曲池、巨骨、肩貞、肩髎などに切皮程度の置鍼をし、本治法は陰谷と曲泉を補った。3回目に治療に来たときに夜間の自発痛が少しなくなったと。5回ほど治療して自発痛が少しは良いが、あまり変わらないという。第一、腕の倦怠感がすごくて座っていないと眠れない。仰臥も側臥もつらい。腕を切り落としたいほどだという。

ここで少し考え直した。左腎臓と膀胱が無く、急性膵炎をやったくらいだから脾虚ではないかと考えた。倦怠感も脾虚が多い。そこで大陵、太白の補法と行間、臨泣の寫法に治療を切り替えた。また肩髃に灸頭鍼をしたが、仰臥していても腕がだるくなって寝ておられない。

次の日は大陵、太白を補って天宗に透熱灸20壮とする。この治療で緊、数の脈がなくなった。ただし、脈の大きさだけは変わらない。冬だから沈んでもよいのに大きいままである。このような脈を外の痼疾という。要するに使いすぎて脈が大きくなって筋肉痛を起こしている人に多い脈である。もちろん治りにくい。

その３日後の治療では肩髃の灸頭鍼をしている間、倦怠感があまり出なかった。また側臥して肩髎などに置鍼したが、やはり倦怠感があまり出なかった。どうも脾虚肝実証が正解だったようである。

なお、最初の頃、肩背部に散鍼していると鳥肌が立つのが解った。これは陽気が少ないためである。だから、右手全体に導引を加えている。また雲門穴に刺鍼するが、これは肩関節に向けて少し深く刺す。また中府の硬結にも刺鍼している。いずれにしても回復の兆しが見えてきた。

```
　096
難治な病症 その5
```

〔患　者〕昭和22年9月生まれ。女性、無職。
〔初　診〕平成28年2月6日。
〔主　訴〕右肩関節痛で挙上不能。右の鎖骨のした、肩甲骨の内縁、上腕の小腸経などの痛み。自発痛がある。
〔既往症〕糖尿病で薬を服用している。胃潰瘍の手術。大腿骨開放骨折。
〔望　診〕あまり痩せてはいないが、いかにも疲れ切った表情をしている。痛みのために眠れないのであろう。
〔脈　診〕弦で数。左尺中虚、左関上やや実、右関上虚。
〔治　療〕本治法は陰谷、陰陵泉、足三里。痛む部位には接触鍼。肩貞に寸六2番の銀鍼で単刺。これは肩甲骨の内側に沿って入れるように刺す。
〔経　過〕3日後に治療に来て自発痛がなくなったので少し眠れるようになった。ただし、寝返りすると痛む。この日に病院で検査すると糖尿が少し良くなったと言われた。HbAlcの数値が少し下がったらしい。

同じような治療をして4日後に来院。自発痛がなくなって眠れだした。

5日後にきて肩が重怠いと。同じような治療。伏臥しても

肩関節が痛くなくなったので、背部に置鍼。本人は背部も凝っているという。

〔考　察〕この方は難治というほどのことはなかった。もちろん結果が良いからである。最初は数脈だし、糖尿病があるから治りにくいと思ったし、本人にもそのように伝えたが、経過が良いので、この調子で治っていくと思われる。

097
難治な病症 その6

〔患　者〕昭和30年8月生まれ。男性、会社役員。
〔初　診〕平成24年4月27日。
〔主　訴〕背筋とくに肩甲骨内縁の痛み。
〔既往症〕既往症というよりは、現在進行形であるが、患者は間質性肺炎で入院していた。ところがある日、猛烈な腹痛を発症した。入院中なのでさっそく調べたら、腸が裂けているというので緊急手術した。そのころから皮膚もおかしくなった。全身に血が滲んだような皮膚になっている。病院では皮膚筋炎と診断されている。こんな話を聞くと、肺と大腸と皮膚は関連があるのだと改めて思う。
〔望　診〕皮膚の大部分が赤く、顔面も赤い。舌は乾燥してまだらに白苔がある。舌質は赤い。口唇が乾燥して荒れている。
〔脈　診〕全体に弦で数、左関上の実、右関上の虚、左尺中の虚がある。脾虚肝実か肺虚肝実で迷うところである。
〔腹　診〕腹直筋全体が拘攣しているが、四逆散ほどではない。胸脇部に浮腫があるし、抵抗と圧痛もあるので胸脇苦満としてもよいと思う。
〔問　診〕大便正常。食欲正常。血圧が高くて薬を服用している。時に腰痛。耳鳴りがある。

〔治　療〕　脾虚肝実証として大陵、太白の補法と行間の寫法。ただし、時には肺虚肝実で治療した。腹部は期門、中脘、天枢に切皮程度で置鍼。耳鳴りに効くように外関、後谿、翳風、聴宮、照海に置鍼。いずれも中国鍼の最も細い物を用いた。

〔経　過〕　1週間に1度の割合で治療に来て、そろそろ4年になろうとしている。耳鳴りの改善はない。しかし、最近になって足の浮腫が無くなってきて、数脈も取れている。肝実の脈も最初の頃よりは柔らかくなっている。もしかしたら間質性肺炎も軽くなっているのではないかと思うが、変化はないらしい。第一、本人が治るとは思っていない。

〔考　察〕　ひところ小柴胡湯で間質性肺炎になると大騒ぎしていた。確かに漢方薬は証を間違えば変な病症が出ることはある。しかし、服薬を中止すればすぐに治るのが普通である。それなのに間質性肺炎になったというのは、一にも二にも、処方したドクターの勉強不足と怠慢だと思っている。

　ところで患者を診てみると胸脇苦満があり柴胡剤を使いたい腹証と脈証がある。これはどうしたことか。

　漢方の薬理学では同じものは同じものを治す、と言う。たとえば顔面がぽっぽと熱いときに桂枝を煎じて飲むと治るが、なんでもないときに桂枝をポリポリ齧ると顔面が熱くなる。

　ある患者に葛根湯を飲ませたら、葛根湯を飲むと良いような病症が出たことがある。薬方においても同じものは同じものを治すのだといえる。

　ということは。何らかの疾患の時に小柴胡湯証ではないのに小柴胡湯を服用させたために胸脇苦満が発生し、それが間質性肺炎にまでなったのではないかと思うのである。

　実は、この方の奥さんも間質性肺炎である。やはり胸脇苦

満があり脾虚肝実の脈である。2人とも入院はしていない。普通の生活をしている。その奥さんも時に治療に来るが、胃の消化が悪いとか、カゼっぽいなどというときには柴胡桂枝湯を服用してもらうが、それで治っている。もちろん間質性肺炎が悪化したとは聞いていない。

〔余　話〕　鍼灸学校の3年生の時、長兄が病気になったから帰って手伝えと次兄から電話があった。授業を放り出して帰ったら、お前は小児鍼をしろ、という。どうすれば良いのかと聞くと、赤ちゃんの皮膚が赤くなるまで擦れ、という。

小児だけでも1日に30人くらいは来る鍼灸院だから忙しい。母親に抱っこしてもらって腹から胸また背部を小児鍼で引っ掻いた。そうすれば赤くなるが、時には翌日来て発熱したという人もいた。要するに刺激が過剰だったのである。

鍼灸学校を卒業して帰ってからも、2年間は下働きと小児鍼だけの毎日だった。そのうちに上手になって発熱する子供はいなくなった。その頃子供を連れて来ていた人が、いまも治療に来ているし、鍼をした子供が成人して鍼治療に来ている。あれからもうすぐ50年になろうとしている。何とかやってこれたのは、誠に患者の御陰である。

098 咳と偏頭痛

〔患　者〕昭和32年1月生まれの主婦。
〔初　診〕平成7年2月17日。
〔主　訴〕咳が出て止らないので漢方薬が欲しいとのこと。
　　　　咳は寝る前とか夜中に出て止らない。時々昼間も出る。一週間前からだという。
〔問　診〕大便正常。食欲がある。肉や刺身が大好き。
〔望　診〕痩せて細い。舌乾燥。
〔脈　診〕左尺中が虚して左関上が実。やや数の傾向がある。全体に沈。
〔腹　診〕本人が言っているように肉類が多いために不容などに抵抗と圧痛がある。
〔治　療〕小柴胡湯の咳加減。小柴胡湯は脾虚肝実熱証に用いるが、咳加減は肺虚肝実証つまり腎が虚して肝実証の時に咳によく効く。
〔経　過〕何も連絡も無し。
　　　　1年後、偏頭痛なので漢方薬が欲しいと言ってきた。カルテを見ると1年前に小柴胡湯の咳加減を服用している。あのときの咳はどうでしたかと問うと、あれは3日分ですっかり治りましたとのこと。このような患者は案外に多い。

今回は月経中の偏頭痛だという。もしかして、前回の咳の時も月経中で発熱した後でしたかと問うと、そうだという。その後から月経痛や頭痛がひどくなったのではありませんか、と問うと、若い頃は月経痛はなかったのに、そういえばあれからだという。
　熱入血室である。これは肝実証なので鍼灸では肝経と期門を瀉法すればよい。湯液では柴胡剤である。

〔治　療〕偏頭痛があるので柴胡桂枝湯とする。土曜日から一泊旅行があるというのでエキス剤とした。月経が始まる直前だというので7日分を出した。これを服用して偏頭痛が軽くなった。続いて服用することにした。

099
痔　瘻　2

〔患　者〕62歳の女性。
〔初　診〕平成27年11月14日。
〔主　訴〕痔瘻。
〔治　療〕排膿散及湯エキス10日分。
　　　　　この患者は本人は来ていない。某病院の介護施設に入院している。家族の話だと右半身麻痺があり、認知症もあり、精神障害もあるという。ところが、病院には行きたがらないし、無理に連れて行くのも大変だし。何か良い漢方薬はないかというのである。
　　　　　さて困った。本人を診ないと難しいのだが、ぜひにと言われるので排膿散及湯を試してもらうことにした。膿が出るというのが頼りである。
〔経　過〕これを服用して少し良いようなので、今度は20日分下さいという。そうして20日後、孔はまだ開いているが膿が少なくなったので続けて服用させたいと。引き続いて70日分を服用して経過良好とのことである。
〔考　察〕柴田良治先生の処方集の排膿散及湯の項を見ると、適応として慢性副鼻腔炎、歯根膜炎、肛門周囲炎、乳腺炎、筋炎、フルンケル、面疔、蜂窩織炎、慢性化膿性疾患などが記さ

れているが痔瘻はない。しかし、膿が出ているのだから効くだろうと同湯を選んだのだ。孔が塞がらないのであれば伯州散がよいとは思うが、患者の家族が気に入っているので変えていない。

排膿散及湯は面白い薬で、以前に爪の根元の肉が発赤して痛いという人に飲ませたらすぐに効いたことがある。肩こりの人に枳実が良いだろうと思って用いたら効いたこともある。もう40年ほども前の話である。

最近は副鼻腔炎で使うことが多い。インフルエンザや普通のカゼで発熱した後、鼻づまりが残って顔面が痛い。眉頭が痛いと言う人に服用させる。たいていは2～3日で鼻汁が出て顔面の痛みや後頸部の凝りが取れる。鍼治療の場合は攅竹と四白に浅く置鍼し、その上から知熱灸をするとよい。3回も治療すれば治ってしまう。

100
五十肩と膝関節痛

〔患　者〕昭和24年5月生まれ。主婦で家業を手伝っている。
〔初　診〕平成27年4月21日。
〔主　訴〕右肩関節痛のために腕が挙らない。痛みのために夜中に眼が覚める。
〔既往症〕糖尿病で薬を服用している。脳梗塞をしたために血液がさらさらになる薬を服用している。肝臓にがん細胞があったために手術した。
〔望　診〕やや肥満タイプ。
〔脈　診〕弦でやや数、重按すると左関上と左尺中が虚している。肝虚陰虚熱証である。
〔治　療〕曲池、陰谷、曲泉の補法。
　　　　　肩関節周辺に切皮程度の置鍼。
〔経　過〕翌日来て、昨夜は痛みがなくよく眠れた。仕事も普通にできたと。
　　　　　そのまた翌日に来て、痛みがなくなり腕が挙りだしたという。
〔再　診〕平成28年2月15日。
〔主　訴〕右膝関節の内側が痛む。曲泉の辺りである。これはよくある膝痛である。

〔治　療〕　陰谷、曲泉、足三里の補法。
　　　　　背部には左右8か所ほど切皮程度の置鍼。
〔経　過〕　5日後に来て、あまり変わらないという。同じような治療をしたが、膝関節の痛む部位を中心に知熱灸。
　　　　　その2日後に来て、先日の治療後は楽だったが、痛くて階段が上れないという。
　　　　　見ると膝関節が腫れている。触ると熱感もある。
〔脈　診〕　全体に弦脈。左寸口虚、左関上実、左尺中弦、右関上虚。脾虚肝実型に変わっている。
〔治　療〕　腹部の中脘、天枢、関元に切皮程度の置鍼。
　　　　　膝の腫れている周囲に切皮程度の置鍼。その後で知熱灸と瀉法の散鍼。
　　　　　本治法は大陵、太白、陥谷、髀関。髀関には下方に向けて少し深く刺した。
　　　　　背部は厥陰兪、膈兪、脾兪、小腸兪に切皮程度の置鍼。
　　　　　以上のような治療で翌日には腫れが引いて熱感もなくなっていた。なお続けると良いのだが、そこの若奥さんの話だと、よく動く人だと。だから治りにくい。

付記
治療雑話

治療雑話 — 1

　鍼灸学校を卒業して兄の治療院を手伝っていた頃、ある婦人が潰瘍性大腸炎で微熱があると往診を頼まれた。

　脈を診ると弱だった。体質は肺虚だったと記憶している。他の病症は忘れているが、下痢と下血があるから温経湯で良いだろうと思った。まだ自分の店は開いていなかったので、大阪の知り合いにお願いして温経湯のエキスを送ってもらった。これを数ヶ月ほど服用して治った。

　それからずいぶん後年になって、尾道のY君が診ていたクローン病の患者が来た。

　Y君は極めて優秀な薬剤師で鍼灸師であったが、残念なことに外国旅行から帰国後、下痢を患い亡くなってしまった。それまでは子どもの病気のことなど電話で相談を受けたり自宅にまで行ったりしていたのに、そのときに限って何の連絡もなかった。相談があれば四逆湯や茯苓四逆湯を飲ませていたのにと残念に思った。

　後は奥さんが引き継いで薬局をしていたが（現在は廃業）、難治なので私に患者を紹介してきた。それがクローン病を診た最初である。

　患者を診たとき、すごく熱感があるのを記憶している。しかし、これは虚熱で、その裏側には寒があると思った。どうしてそのように思ったのか思い出せない。

　要するに大腸や小腸の熱なのだが、これは肝虚陽虚寒証で中焦以下は冷え、上焦には熱がある状態になり、その上焦の熱が更に下焦に波及してクローン病になったと考えた。とすれば『傷寒論』でいう厥陰病と同じ病理だ。薬方だと当帰四逆加呉茱萸生姜湯、温経湯、白頭翁湯、白頭翁湯加甘草阿膠、乾姜黄連黄芩人参湯、烏梅丸などが考えられる。また軽いものであれば甘草瀉心湯でもよいし、四物湯を加減しても良いと思う。

Y君の使っていた薬方を見ると附子剤や甘草瀉心湯はあったが厥陰病のそれはなかった。私はまず四物湯を用いたいと思い、それに黄連解毒湯を加え（要するに温清飲）なお烏梅丸を用いた。

　いろいろと変化があったが、数年も続けて服用してクローン病が完治した。ただし、治ったのは他にも理由がある。

　潰瘍性大腸炎やクローン病の人は体質として肺虚である。したがって、常に陽明経から陽気を発散するように心がけていれば大腸炎やクローン病にはならない。しかし、肺気の発散が悪くなると愚痴が多くなるし、些細なことでも気にかかるようになる。そうして、証が肝虚に変わってしまう。肺虚体質者が肝虚になると相剋関係の逆になるので（つまり肺虚肝実が良いのに）、極めて体調が悪くなる。

　肝虚証には陰虚と陽虚があるが、陰虚ならまだしも陽虚になると病は重い。

　肝虚陽虚は血も栄気も少なくなり全身が冷えるようになる。ただし、全身の陽気がなくなると死亡するので、中焦以下は冷えるが上焦には熱がある。つまり厥陰肝は冷えて厥陰心包には熱がある。この上下の寒熱がせめぎあって時には冷え時には発熱するのが厥陰病の特徴である。

　くだんの患者も肺虚体質で、来るたびに些細なことにこだわっていた。ところが漢方薬で元気になったので結婚することになった。そうして結婚したら、一気にクローン病が治ってしまった。要するに結婚に因って気の発散が良くなったわけである。

　肺虚体質者は運動して気を発散すれば元気になる。だから汗を出すことが好きだし、大便や小便もよく出る。そうして射精するのもまた気を巡らせるひとつの方法である。

　烏梅丸の作り方
　烏梅丸は梅の燻製を用いるが、これは素人ではなかなか作りにく

い。私は梅農家にお願いして素晴らしい烏梅を作ってもらった。この烏梅を一晩、酢に漬けておくと外皮が取れる。とれた外皮を米とともに蒸し、杵でつきこねてドロドロにすると『新古方薬能』に記されているが、これは大変な労働である。よって、烏梅とともに蒸した米を乾燥し、後でミキサーにかければ粉末になりやすい。それで他の薬物末を入れて丸剤にする。

　クローン病の患者が来ていた頃、やはりＹ君と付き合いがあった医師から潰瘍性大腸炎の患者が紹介されてきた。この人は温経湯で良くなった。それで後は紹介してきた医師のところへ薬をもらいに行くように言った。ところが、その先生、何を思ったか温経湯に桃仁を加えて患者に渡してしまった。そのために病は再発し、なお発熱もある。そこで白頭翁湯加甘草、阿膠を処方したところ、解熱して体調が良くなった。

　その後、元気になって出産もしたが、やはり下痢と下血は完治していない。時に腹痛もある。しばらく温経湯を続けていて、時には桂枝加芍薬湯で腹痛などを治していたが、完治しない。それで『宣明論』の滄洩証にある白朮湯を用いた。

　宣明論白朮散
　これを服用したら一発で効いた。ただし、極めて飲みにくい薬だと患者に言われた。しばらく飲んでいたが、そのうちに音信不通になった。苦くて飲むのが嫌になったのかもしれない。

　同じ厥陰病の薬方でも当帰四逆加呉茱萸生姜湯を潰瘍性大腸炎やクローン病に用いたことがない。ただし、普通の下痢には用いる。

　これもずいぶんと昔の話だが、夏にお産した婦人が、その年末になっても下痢が止まらないと言ってきた。1日に5〜6回の下痢があり疲れるという。食欲はないが食べたら食べられると。

　下痢だから脾虚だろうと単純に考えていたが、脈を診ると弱で、

どうみても肝虚である。しかし、こんなに弱い肝虚の脈を診たのは初めてである。だから通常の陰谷、曲泉の補法では治らないと思った。これは血が少なくなって冷えたための下痢だと考えた。それで太谿と太衝を補うことにした。また脾の脈が渋、細だったので隠白も補った。

　このような治療１回で下痢が止まった。ところが正月に食べ過ぎたらまた下痢になった。そうして、今回は当帰四逆加呉茱萸生姜湯とした。血虚のために冷えて下痢し、太陰経の気が停滞していると考えた。後に内藤希哲の『傷寒論類編』を読むと、本方は気滞の仮証だとあったが、患者は落ち込みやすいと言っていたから気滞があるのは間違いない。内藤希哲が仮証だと言ったのは、気を補う人参が入っていないからであろう。確か『景岳全書』だったと思うが、太陰脾経の気滞を気虚と表現している。そのために後世では人参は気虚を補うとしている。しかし、人参にはもっと広い作用がある。

　当帰四逆加呉茱萸生姜湯証を現す女性は先ず不妊である。第一、性交渉が好きではない。主人も愛液が少ないと文句を言う。だから余計に不妊になる。しかし、本方を服用すると性交渉もスムーズにできて子供も授かることが多い。これは温経湯も同じである。

　当帰四逆加呉茱萸生姜湯の薬物の量や煎じ方は荒木性次先生の方法に従う。他の先生の方法では苦くて飲めない。

　温経湯との違いは処方内容を見れば明らかだ。当帰四逆には温める薬物が多い。対する温経湯には半夏、麦門冬が入っている。

　これを脈で区別すると両薬方とも肝虚陽虚寒証で、全体に弱脈だが左関上は弱でも左尺中はやや浮いている。つまり軟脈である。また右関上は糸のように細くなっているが虚してはいない。微細で短渋である。しかし、温経湯は右寸口の脈が他の部位よりも強く感じられる。脈状でいうと細いけどやや弦に近い。

　病症はだいたい同じで、下痢や食欲は無いが食べたら食べられるという。また呉茱萸が入っているから頭痛があってもおかしくな

い。2方とも不妊症に使われる。特に温経湯で無排卵を治したことは多い。

　当帰四逆は手足とも冷えるが、温経湯は手掌が煩熱する。また口唇乾燥もある。この温経湯証に間違って当帰四逆を用いると、手掌が荒れる。これは温めすぎるからであろう。

治療雑話——2

　心療内科でつけられた病名を患者から聞くが、最近は鬱が多いように思う。

　もともと鬱病は躁病と交互に発症すると思っていたら、最近は鬱だけのこともあるらしい。筆者の勉強不足なのだろう。

　しかし、最近、鬱だと言われている状態は昔から言われているヒステリーではないか。あるいは抑鬱神経症ではないか。

　ヒステリーとは、心の状態が身体の変化として現れるものである。たとえば無意識領域で行きたくないと思っていて、意識では行くべきだと思っているような時に、脚が弱くなって歩けなくなり、結果として行けなくなる状態のことである。

　脚が弱くなるだけでなく、関節が腫れる、下痢する、頭痛がする、身体がしびれる等、さまざまな病症を現す。そうして、いろいろと検査するが、さしたる問題もない。つまり原因不明である。

　このような状態を現代の心療内科では「鬱」と言っているのではないかと思う。思うだけで確証はない。

　このようなヒステリー＝鬱を治すためには、カウンセリングでも井戸端会議でもよいが、本人にいろいろと喋らせて、「あ、私は行きたくないんだ」と気づかせられれば治る。

　このような人は自分の本音が解っていない。別の言い方をすると、自己を深く考えることがない人に起こりやすい。自分を見つめ、自分が何者であるかを考え、いかに生きるべきかを模索する人には起こりにくい。

　鬱を治す薬方がある。『万病回春』巻四、麻木の項の「開結舒経湯」である。条文はいたって簡単で、「婦人、手足麻痺者、七情六慾、鬱滞経絡也」とある。内容は以下のようなものである。

　紫蘇葉、陳皮、香附子、烏薬、川芎、蒼朮、羌活、天南星、半夏、当帰各2.5グラム。桂枝、甘草、竹茹、生姜各1グラム。分量は柴

田良治先生の処方に従った。

　この薬方に気づいたのは、脈が当帰四逆加呉茱萸生姜湯のように全体に沈、細、虚つまり弱脈なのだが、冷えや下痢の症状がないことである。言い換えればいたって元気なのである。そうして、朝目覚めたときに手がしびれていると訴える。これがもし一日中しびれがあれば、整形外科か脳神経外科での検査が必要であろうが、たいていは検査済みで異常がないと言われている。

　一見、当帰四逆を使いたいのだが、実際に用いても効果がない。それで本方を用いたのだが、気鬱によるしびれにはよく効く。

　47歳の男性が手足と胸がしびれると訴えてきた。3ヶ月ほど前に頭痛がしだした。それが治った後、両手がしびれだし、胸のしびれとなり、下肢全体のしびれに拡がったという。元気がなく、食欲が無い。もちろん病院で諸検査を受けたが異常は見つからない。これに対して開結舒経湯を用いた。3日で効果が現れ10日でほとんど治ったが、今度は呂律が回りにくいという。舌が動きにくいのは肝虚の症状だから同湯を続ければ治ると思って、なお10日分を服用してもらった。それで治ってしまった。まことに面白い薬方だ。患者も不思議がっていた。

　もし温経湯や当帰四逆加呉茱萸生姜湯、あるいは加味逍遥散、補中益気湯等の肝虚証の薬方を用いたいと思っても、身体のどこかにしびれがあるときは開結舒経湯を用いるとよい。

　柴田良治先生は、心身症、むちうち症、頸骨軟骨症、手足麻痺（特に婦人手足麻痺）、手足しびれ感、心身症の手足のしびれ、皮膚の知覚異常、麻木等を適応症としている。

治療雑話 — 3

　メールが多いが電話でも同業者（弟子が多いが）から患者の相談を受けることがある。ところが質問のしかたが悪い。たとえば「目眩の患者なんですが、どんな治療したら良いでしょう」という。しかし、これだけでは何とも答えにくい。まして古典医術を勉強していなければ何を言っても通じない。こんな人に限って、私と一緒に写真を撮りたがる。別に気にしないで応じていたが、内弟子の話によるとパソコンのホームページに写真を掲げ、私の履歴を紹介し、このような先生のセミナーを受けてきた、と宣伝しているという。実際、私の知らないところで私の写真が使われていることが多いらしい。これは外国人にも多い。

　患者を治療して治らない場合、主訴、原因、脈証、腹証などを記し、このような薬方を用いたけど効かない、肝虚陽虚寒証で治療したけど治らない。何が間違っているのでしょうかと質問されれば大いに答えられるのである。ところが、そのような優等生的な質問をしてきた者は皆無である。

　筆者は若い人に古典医術を受け継いでもらいたいと常に考えている。そのために見学者を断ったことがない。また事情が許す限り講演にも出かける。内弟子も会計士に「人件費が多すぎる」と言われながら弟子希望者を入門させる。しかし、70歳になって思うことは、これほど身銭を切って弟子を育てたけれど、本当に弟子と言えるのは数人だけである。これからはもっと厳しく対応したいと思っているが、何しろ高齢である。何もかも面倒になったというのが本音である。

治療雑話——4

　最近というより少し前から美顔術なる鍼灸治療法が流行っている。果たして鍼して綺麗になるのだろうか。一時的には顔面に張りが出てくるらしいが、恐らくは一晩も過ぎれば元の木阿弥であろう。

　ある鍼灸師が、美顔と雖も全身治療が大切だと聴いたので講演に来て欲しいと電話してきた。アホらしくてすぐに電話を切った。電話してきた相手は、なぜ私が不機嫌になったのか理解していなかった。お金の魅力は人を狂わせる。

　以前に痩せる鍼というのがあった。患者から痩せる鍼をして下さいと言われることがあった。私は「食べるのを止めたらいいよ」と答えていた。肥る人というのはよほどの覚悟がないかぎり少し痩せても食べてしまうから元に戻るのである。そんな人を相手に金儲けしても一時的であろう。現に、最近は痩せる鍼を希望する人はいなくなった。

　結局は病気を治すための勉強をし、診断と治療を確実なものにする意外にない。しかし、その学問も術も一朝一夕に完成するものではない。私は鍼灸界に入ってそろそろ50年になるが、未だに自分の治療や学問に不満がある。

　ただ、そのような努力を続けていると時に病人が治る。治ると次に体調が悪くなると治療に来てくれる。人も紹介してくれる。

　筆者の患者で最も古い人は45年以上の付き合いである。一人は93歳になる。もう一人の方は70歳。この方達以外にも40年以上も来てくれている人が数人はいる。10年、20年と来てくれている人は大勢いる。それで何とか糊口を凌いでいる。美顔の鍼で40年も続けて来てくれるだろうか。93歳になっても美顔の鍼をしてくれと言う人がいるかも知れないが。

治療雑話 — 5

　先生と同じような経穴を用いたのに治りません、という弟子が時にいる。何が悪いのか。まず鍼治療。

　取穴が間違っているのである。極端な場合は、例えば陰谷と曲泉を間違えている。これは問題外。

　経穴はまず手掌で寒熱、虚実を感じて決める。次いで望診または触診によって膨隆、陥下、圧痛の有無などを見る。

　次に刺鍼したい経穴が決まったら示指で経穴を押さえ、指頭を開くと同時に、そこに鍼管を押し当てる。あるいは鍼先を接触する。実は、このときに問題がある。経穴がここだと分っても、鍼管ないし鍼先を当てるときに少し経穴からずれてしまうのである。これは邪気に負けているためで、もし経穴に鍼管が当たってないと感じた場合は、うまく経穴に入るまでくり返す必要がある。

　次に鍼頭を叩いて切皮するわけだが、このときに鍼管が皮膚に密着していないと鍼が痛い。このようなケースは案外に多い。

　鍼で切皮した後、少し刺入する場合がある。このときに押手に隙間があると気が洩れてしまう。それで悪くしてしまうことがある。

　鍼管を使わない場合は、左手の示指で経穴を押さえた後、示指を開いて経穴に鍼先を接触する。次いで母指で蓋をするように押さえる。このときに押さえすぎると鍼が曲がってしまうので、刺そうとすると痛みを感じる。鍼を示指と母指でつまんで皮膚との間も示指と母指との間も隙間がないようにする。そうすることによって気が洩れなくなり、よく補えるわけである。

　次に考えるのが鍼の深さである。これを決めるのは術者の感覚である。5ミリ刺したいと思って刺入する。実際は3ミリなのかも知れない。しかし、実際の深さなど測っている余裕はない。深さなど問題にする必要はない。5ミリ刺したいと思って治療し、それで治ればよいのである。

置鍼する人も多い。筆者の場合は本治法経穴に置鍼することはない。ただし、積病があるために脈が変化しにくい場合のみ本治法経穴に置鍼する。

　多くは腹部、背部、肩や臀部などの患部に置鍼する。その深さだがほどんど1ミリ程度である。また置鍼する経穴は硬結がある部位を選ぶ、虚している部位に置鍼すると逆効果になることがある。

　灸頭鍼はどうか。これは例えば坐骨神経痛で、痛みは感じているのだが、表明的には圧痛が無い場合に用いる。あるいは慢性的な腎虚（糖尿病、アトピー性皮膚炎など）があるときに腎兪に用いる。鍼の長さ1寸の4番を用いる。ただし、火傷をさせてはいけないので鍼の周囲に紙を布く。皮膚より離れた所で小さな艾を燃やして温まる程度の灸頭鍼では初期の目的は達成できない。

　皮内鍼も用いる。通常は圧痛のある筋肉痛に用いる。内臓疾患には効果がないと思っている。昔、原因は分らないが肝経の太衝穴あたりが痛むという患者が来た。そこで子午流注を考えて小腸経の支正に皮内鍼をした。それで痛みが消えてスキーに行けたとお礼を言われたことがある。

　三稜鍼はどうか。もっとも必要なのは打撲、捻挫の時である。交通事故の直後に首が痛いなどというときに、痛むところに三稜鍼を刺すと即治する。肉離れ等も、痛む部位に灸頭鍼をし、その後で刺絡し、最後に知熱灸を施すと数日で治る。もちろん、高血圧症で頭痛がするとか肩こりが激しくて気分がわるい等というときは肩井や天柱に刺絡するのもよい。

　灸はどうするか。これにも数種類の方法がある。取穴は鍼の時と同じで、経穴を正確に決めて筆ペンで印を付ける。そこに施灸するのだが、その方法である。

　一つは陽虚に対する施灸。これは艾を柔らかく揉み、艾に点火したとき、右母指と示指で艾を挟んで、急激に燃えないようにする。そうすることによって患者は熱さを感じない。

陰虚に対する施灸は少し大きめの艾を用い、施灸する前に経穴を少し強く圧する。そうして、艾を経穴に差し込むような勢いで置いて施灸する。燃焼時に艾を指で挟んでもよいが、熱さを感じさせてよいし、十分に火傷させる。そのときに熱が染みこむようだと効く。

　強い圧痛や硬結がある部位に施灸すると、最初は熱くても5壮も過ぎると熱さを感じなくなる。このような経穴に対しては熱さを感じるまで施灸する。多くは年壮になる。つまり歳の数ほど施灸するのである。

　通常、陰虚も陽虚も壮数は10壮前後でよい。特に頭は7壮までとする。しかし、陽虚でもときに100壮ほど施灸しないと効果がないことがある。例えば関元が虚しているときは200壮でもよい。

　瀉法の灸がある。これは通常1壮だが、肩背部などに硬結があるときに用いる。硬く艾を揉んで火を付けて息を吹きかけて燃やす。

　知熱灸を多用することがある。これは圧痛のある部位や熱のある部位などに用いる。熱さを感じたら艾を除けるのがコツである。少しややこしい言い方をすれば補中の瀉であろうか。要するに手技は補法なのだが結果は瀉法である。

　以上は各症例を読むときの参考にして頂きたい。

治療雑話 — 6

　内弟子だった者が開業して、しばらくして会うと「先生の所に来ていたのは重症患者でしたね」という。自分の所は簡単な腰痛などしか来ないらしい。そんなに重症患者が来ているとは思わないが、それでも治療を断る患者もいる。

①高齢の患者はクレアチニンが高くて医師から人工透析を勧められている。これがなんとかならないか、という。

　全身黒っぽくて顔面の光沢が無い。呼吸は喘鳴音がしている。肥満していて血圧も高い。取りあえずベッドに寝てもらって脈でも診ようとしたが、仰臥するとすぐに小便に行きたくなるので駄目だという。座って脈を診ると弦で大、虚、数。左尺中は沈めて実。

　顔面の光沢がないのも予後不良。脈が全体に弦で大、虚で数なのも気になる。陰気が虚して抜け殻になろうとしている状態である。加えて腎が実である。これは完全に腎がだめになっている。昔なら数ヶ月もすると亡くなる状態だと思うが、人工透析すれば助かる可能性がある。この患者には「残念ながら私の所ではどうしようもできないから、病院の先生の言うことにしたがって下さい」とお断りした。

②うつ病だとの触れ込みで５４歳の男性が来た。うつ病にしては顔面が赤く表情も豊かである。それによく喋る。ところが先天的な難聴が少しあり、言葉も少し不自由なために何を言っているかよく解らない。ゆっくり話してもらうと同時に、親戚のご婦人が一緒なので通訳してもらった。

　昨年の２月ころから倦怠感が強くなり、仕事に行きたくなくなった。それで精神科に行ったらうつ病だと言われた。

　座って脈を診ると弦で数、肝の脈が実である。酒を飲むのか、と聞くと「毎日４合くらい飲んでいたが今は２合くらいだという。な

んだアル中ではないかと思い、精神科でうつ病の薬をもらいましたか、と問うと、酒を止めないと出せない、と言われたという。さもありなん。漢方薬も鍼灸も同じで酒を止めないと駄目だと答えた。それに肝臓も弱っているというと、付き添いの婦人が「肝臓の数値も高いんです」と強調していた。本人はなんとかならないかと言っていたが、酒を止めないと無理だと突っぱねて帰って頂いた。

③相談にだけ来る人がいる。若い頃だが、毎朝、出勤前に来て血圧を計ってくれという人がいた。一週間も続いたので、血圧は朝起きたときに計るのがよくて、車を運転したから計ると高く出ますよと、言外に来るのをお断りしたら怒って来なくなった。

ある婦人は検査したら腎臓が石灰化していると言われた。腎臓に囊胞があると言われた。どうしてですか、と問いに来た。病院で説明してもらわなかったのですかというと、何も言ってくれなかったらしい。老化ですねと言うと、なんとかならないかと。無理ですよとお引き取り願った。この人は何度来ても相談だけである。

④あるご婦人が左下腿部、胆経の痛みを訴えて来院した。痛む部位を触りながら、ここが痛いと性急に訴える。

何かあると思って聞いてみると、兵庫県の出身で、ご主人が定年になるまでは兵庫にいた。しかし、退職したのでご主人の故郷である今治市に帰ってきた。それから具合が悪くなった。

２度ほど鍼治療をして、いかがですかと問うと、「少しも効きません。少しも変わりません」という。そうして、相変わらず性急に治らないのか、という。これは鍼灸では無理ではないかと思う、大きな病院で検査してもらって下さい。筋無力症などという難病だったら困るからと、紹介状を書いた。

このような方は他にもいる。要するに高齢になってから生活環境が変わり、周囲に知らない人ばかりだから、それが原因で鬱になったりヒステリーになったりするのである。この方は兵庫に帰りたいのである。しかし、その心を自分では気が付いていない。だから身

体で表現しているのである。これをヒステリーという。

　1ヶ月ほどして来た。病院の検査では異常ない。鍼灸で治らないかという。そのときに初めて聞いたのだが、以前にも同じような痛みがあって、そのときは兵庫県の病院で薬をもらって治った。今回は今治の病院で同じ薬が出たが、少しも効かないと。兵庫県に帰ったらどうですかと答えた。本人も何か感づいたらしく、帰ったら治るかもと言っていた。その後はどうなかったか解らない。このようなヒステリーで性急な人の治療は勘弁して頂きたい。治らない治らないと来るたびに言われるとイヤになる。それでも若い頃は何とか頑張ったものだが、高齢になると忍耐力も気力もなくなっている。情けない話だが、面倒な患者を治療したくない気持ちが強くなっている。

あとがき

　主に最近の症例を書いてみた。一にも二にも鍼灸師や漢方を勉強している若い薬剤師や医師の参考になればという思いである。これら症例の中に、何かしら参考になることがある。

　それにしても漢方薬や鍼灸で病気を治すのは難しい。一つは保険の適応がないから、患者も懐具合を気にするし、こちらも高い治療費や漢方薬代金を取るのを控えている。これがもし、お金の心配をせずに治療できたら、どれほど治療しやすいかと、自分の技術の拙さを棚に上げて嘆いている。

　それでも弟子に言わせると、先生の所の患者は優秀です。少しくらい証を間違えても続けて来てくれるからと。なるほど。患者が優秀なので先生が優れているのではないのだ。もう71歳だから勘弁して欲しいが、一つのことを究めるということは、日暮れて道遠しである。

　なお、本書の校正は内弟子の黒木享君と渋谷純子女史にお願いした。

　最後に記して御礼としたい。ありがとう。

著者紹介

池田 政一（いけだまさかず）

1945年　愛媛県生まれ。
1968年　明治鍼灸専門学校 卒業。
鍼灸と漢方薬と導引の理論と実際の一致をライフワークとして研究を続け、さまざまな書物を著するとともに国内外で講演活動を続けてきた。同時に多くの内弟子を育てるとともに、私塾を開いて弟子を養成してきた。
現在、漢方専門薬店と鍼灸治療院を開設。

〈著書〉
- 図解鍼灸医学入門（医道の日本社）
- 古典ハンドブックシリーズ（医道の日本社）
- 伝統鍼灸治療（医道の日本社）
- 臓腑経絡からみた薬方と鍼灸
    第一巻から第五巻まで（たにぐち書店）
- 難経真義（六然社）
- 古今腹証新覧　共著（たにぐち書店）
- 脈経解説　共著（たにぐち書店）
- 日本鍼灸医学　経絡治療・基礎編　共著（経絡治療学会）
- 日本鍼灸医学　経絡治療・臨床編　共著（経絡治療学会）
- 新・古典の学び方（たにぐち書店）　など

飼料と畜産の統計100選 [付録 농축산관련]

2016年 5月30日 第1刷発行
2018年10月26日 第2刷発行

編著　池田 正一

発行者　谷口 直良

発行所　(株)たにぐち書店
〒171-0014　東京都豊島区池袋2-68-10
TEL. 03-3980-5536　FAX. 03-3590-3630
たにぐち書店.com

落丁・乱丁本はお取替えいたします。

063
急性の副鼻腔炎

〔患　者〕平成2年6月生まれの女性、日本航空に勤務。
〔初　診〕平成27年9月11日。
〔主　訴〕8月の終わり頃から右の鼻が詰まり頭が重くなった。病院の診断では副鼻腔炎。ただし、服薬しても治らない。
〔望　診〕小柄で小太り。舌に少し白苔がある。病院で出た薬を服用すると少し胃が悪いという。
〔既往症〕高校生の頃から何かあると治療に来ている女性。性格は頑固で私のアドバイスなど聞かないが、困ったときには治療に来る。扁桃炎、坐骨神経痛、頭痛、肩こり等で来ている。扁桃炎は切っては駄目だと言ったのに、親にも内緒で手術した。それほど頑固者だが、案の定、切った後が腫れて発熱することがある。今回も最初は扁桃炎の部分が腫れて発熱した後からの鼻づまりである。
〔触　診〕右の攅竹と四白を押すと痛いという。
〔脈　診〕全体に弦で脾虚証になっている。
〔治　療〕右攅竹、右四白に中国鍼の1寸1番を置鍼20分。その後で同じ経穴に知熱灸。
　　　　　本治法は大陵、太白、内庭の補法。肩背部に散鍼。
　　　　　湯液は排膿散及湯エキス。

〔経　過〕家族の話だと、翌日には濃い鼻汁が大量に出てスッキリしたとのことであった。

〔考　察〕副鼻腔炎は攢竹、四白に置鍼して知熱灸を施すとよい。印堂を用いてもよいし、上星か顖会に透熱灸を用いてもよいが、急性なら攢竹と四白でよい。なお、胃経や大腸経の圧痛を確かめて治療するとよい。合谷や手三里も用いることがあるが、今回は内庭を用いた。

副鼻腔炎には葛根湯や葛根湯に辛夷、川芎、大黄などを加えた処方が用いられることが多いが、胃が弱くなっているときは排膿散または排膿湯がよい。今回は排膿散及湯エキスとした。

平成27年の秋から冬にかけて、排膿散及湯で治った副鼻腔炎が多かった。

064
肋間神経痛　1

〔患　者〕昭和25年2月生まれ、主婦。
〔初　診〕平成27年9月10日。
〔主　訴〕9日の夜、意識が朦朧となるほど飲酒した。その夜中、2時頃から右脇腹から背部にかけて痛みだした。朝になって病院で検査したが、何もないというので鍼治療に来た。
〔既往症〕15年くらい前から、首のこり、腰痛などで何度も治療に来ている。
　　　　　胆嚢を切除している。
〔望　診〕中肉中背で色白。
〔聞　診〕生まれつきの難聴が少しあるので、少し言葉が分りにくい。
〔問　診〕お酒を飲み過ぎただけでは痛みが出ないはずだと、何か無理をしたのではないかと問うと、国勢調査のためにいろいろと書類を整理したが、それほどのことはしていないという。他にはないかというと、庭の草むしりをしたが、それが無理だったのだろうかという。無理なことをしていても何とも思わず、やってしまわないと気が済まないのは肝虚体質である。胆嚢がないのに、65歳にもなって大酒を飲むのも考えものだ。

〔脈　診〕　全体に弱脈で左関上と左尺中が虚している。
〔腹　診〕　右肋骨弓の上下に激しい圧痛がある。
〔治　療〕　肝虚陽虚寒証として曲池、太谿、太衝、曲泉、陽陵泉、丘墟を補った。通常は曲泉は用いないが、圧痛が激しかったので浅く刺鍼した。
　　　　　背部は主に右側の盛り上がっている膈兪、肝兪、胆兪に置鍼し、その外側にも置鍼した。
〔経　過〕　翌日も自発痛が有り、深呼吸しても痛むという。
　　　　　脈診すると弱で数になっていて、重按すると脾虚型になっている。さては脾虚肝実証と間違えたかと思い、太陵、太白、丘墟を補った。
　　　　　次の日は少し痛みが軽くなったという。同じ治療。
　　　　　その翌日も痛みは楽になっているが完全ではないという。脈が肝虚証に変わってきた。体質の脈に戻ったようである。大陵、太白、丘墟の補法とする。背部は同じように盛り上がっている右側の膈兪、肝兪、胆兪、魂門、陽綱などに切皮程度の置鍼。
　　　　　まだ完全ではないと言いながら9日間の治療で来なくなった。これはいつものことで、自分で治療回数を決めて、決めただけしか来ない。これも肝虚体質の特徴であろう。

065
嘔吐と胃痛

〔患　者〕　昭和32年5月生まれ、女性、保育士。
〔初　診〕　平成27年9月16日。
〔主　訴〕　昨日、吐いたという。まだ少し吐きけがあり、食欲が無い。
〔脈　診〕　やや弦で脾虚証である。数脈ではないから食中毒とは言いがたい。
〔治　療〕　大陵、太白を補い、背部の膈兪、胆兪、脾兪、胃兪に切皮程度の置鍼20分。
〔経　過〕　以上のような治療で治ると思っていたら、翌日になって吐きけは治ったが、朝から胃が痛いという。
　　　　　食欲がなく、痛みは持続している。ゲップが出る。大便は正常。
　　　　　やはり脾虚証として大陵、太白を補い、背部も同じように膈兪、胆兪、脾兪、胃兪に浅く置鍼した。20分ほどして胃痛は治った。
　　　　　20年ほど前から何かあると治療に来ている人なので、これで治ったのであろう。その後は何も言ってこない。
〔考　察〕　嘔吐や吐きけがある時に不用意に腹部の刺鍼すると、症状が悪化することがある。特に激しい吐きけがある時は下腿部の飛陽を補う。これは膀胱経の陽気を補って気を引き下

げる方法である。気が下がれば嘔吐は止る。

しかし、はやり脾兪、胃兪あたりには治療したいので、少し落ち着いてから背部の治療をする。嘔吐には内関が効くといわれているが、筆者は効いた経験がない。内関は悪阻の時だけ効くのではないかと思っている。

胃痛は種類にもよるが復溜がよく効く。胃が痛いと苦しがって飛び込んでくる患者が時にいるが、そのようなときは脈診などする前に先ず復溜を補う。次いで足三里、衝陽、内庭などの圧痛を見つけて補うと楽になる。それから改めて脈診、腹診などの診察をして病理を考えて証を決める。胃痛はだいたいが冷えである。胃の冷えが脾虚からきていることもあるし、腎虚陽虚寒証から胃の冷えになっていることもある。また、何れの場合も胃に痰飲が停滞していることが多い。

湯液なら安中散が胃痛の専門薬のように言われているが、六君子湯、半夏瀉心湯、半夏白朮天麻湯、柴胡桂枝湯なども効く。

066
臀部の湿疹

〔患　者〕平成12年生まれ、女性、中学生。
〔初　診〕平成27年6月25日。
〔主　訴〕小学生の頃から臀部に化膿性の湿疹ができる。治療しても繰り返し出ている。痛みもあり痒い。
〔望　診〕体格のよい子で栄養は十分なようである。臀部を見せてもらうと一面に指頭大の化膿性の湿疹ができている。このような場合は荊防敗毒散や十味敗毒湯を用いることが多い。
〔脈　診〕左寸口虚、左関上実、右関上虚なので脾虚肝実瘀血証のようである。
〔腹　証〕右脇下に圧痛がある。臍の周囲、天枢より下、大巨辺りまで、左右とも抵抗と圧痛がある。これは明らかに瘀血である。
〔問　診〕便秘がち。食欲はある。月経痛がある。
〔治　療〕桂枝茯苓丸を考えたが、化膿しているので十味敗毒湯とした。右の脇下に圧痛があり、脈が脾虚肝実なら十味敗毒湯が効く。
〔経　過〕煎じ薬を7日分服用して排便しやすくなったという。薬が切れると便秘する。湿疹は変化ないようだが、触ってみると少なくなったように思うとのこと。

さらに1週間服用して、痒みと痛みはなくなった。見た目にも少なくなっていて、化膿はなくなっている。

その後、1ヶ月服用したが一進一退である。よって桂枝茯苓丸を併用してもらうことにした。これで一段とよくなった。ただし、下痢をするという。皮膚の黒みは残っているので瘀血は取りたい。そこで紅花2グラムを併用して良好である。

ニキビも同じだが、中学生くらいでチョコレートが好きな子は悪化しやすい。この子も例外ではなかった。少しチョコを控えるようにアドバイスした。

以前にニキビがひどいので漢方薬を下さいと中学生が来た。桂枝茯苓丸を飲んでもらったと思うが、時に悪化してくることがあった。悪化するときは必ずチョコレートを食べていた。だからチョコを禁止したら来なくなった。

067
産後の頭痛

〔患　者〕昭和63年12月生まれ。2児の母。
〔初　診〕平成27年10月26日。
〔主　訴〕頭痛と吐き気。
　　　　　松山市から某鍼灸院の紹介で来た患者である。
　　　　　2人目を出産して3ヶ月目である。それなのに一昨日、整体治療をするところへ行った。その後から頭痛と吐き気がして不眠になっている。
〔望　診〕体格は普。のぼせているのか少し顔が赤い。
〔脈　診〕弦でやや数。
　　　　　左寸口虚、左関上やや実、左尺中弦で虚しているが他の部位よりも力がある。
　　　　　右寸口弦、右関上虚、右尺中弦で力がある。
　　　　　頭痛だから寸口の脈が強いかと思ったのだが、案に相違して下焦が強く、熱があるようだ。この右尺中の熱が心熱になると、さらに頭痛が激しくなり、人によっては狂状態になることがある。
　　　　　以前に産後に、肩に透熱灸をして狂わんばかりの頭痛を発して治療に来た患者がいたが、この人はそれほど悪くはない。しかし、産後は静にしておくのがよく、整体治療は無

謀である。

整体師は産後に施術してはいけないと知らなかったのか。もし知っていたら強くは施術しなかったはずである。

整体で悪くなったという患者は多い。たとえば坐骨神経痛を整体で治療した後、痛みからしびれに変わり、患部が瘦せてきたものに施灸して治した。このような例は多いのだが、困ったことに整形外科の先生の多くは整体と鍼灸との区別を知らないらしい。

〔治　療〕脾虚証として労宮、大都を補った。火穴を用いたのは下焦の脈が強かったためである。そのほかに丘墟、陥谷、足臨泣を補った。何れも圧痛が出ていた。

〔経　過〕治療後は楽になっていたが再発したというので4日後に来院した。同じ治療をしたが、帰りに市販の血の道薬を服用してよいかと問われたので薦めておいた。もし漢方薬を服用するとすれば加味逍遥散であろうか。便秘すると言っていたし。

その後は来ていないから紹介してきた鍼灸院にでも行っているのであろう。

068
めまい1

〔患　者〕平成11年7月生まれの女性。高校生。
〔初　診〕平成27年10月26日。
〔主　訴〕めまい。
　　　　　朝、眼が覚めたらめまいがしていたという。
　　　　　この患者は生後7ヶ月から鍼治療に来ている。小学生の時も中学生の時も治療に来たが、高校生になってからは初めてである。聞くと、松山市の私立の進学高校に電車で通っている。将来は医師志望である。
　　　　　勉強のし過ぎであろう。また電車で通学するのは朝も早いし夜も遅くなる。もともと胃腸が弱い。
〔望　診〕体格はよく、なかなかの美形になっていた。
〔脈　診〕弱脈で脾虚陽虚寒証である。
　　　　　大陵、太白、丘墟を補い、背部は脾兪、胃兪に浅く置鍼15分。これで治って翌日からまた元気に通学を始めたという。
〔余　話〕目眩の患者は多い。証は肝虚陽虚寒証、肝虚陰虚熱証、肺虚肝実証、脾虚陽虚寒証、脾虚腎虚陽虚寒証などである。肝虚陽虚寒証は当帰四逆加呉茱萸生姜湯などを用いる。鍼灸は太谿、太衝、隠白の補法である。隠白を用いないと治

らないことが多い。

肝虚陰虚熱証は抑肝散加陳皮半夏などを用いる。鍼灸は陰谷、曲泉の補法である。

肺虚肝実証は柴胡桂枝乾姜湯や柴胡加竜骨牡蛎湯等を用いる。行間の寫法、復溜の補法である。

脾虚陽虚寒証は六君子湯系統の薬方を用いる。鍼は大陵、太白、衝陽、丘墟の補法である。

脾虚腎虚陽虚寒証は半夏白朮天麻湯、苓桂朮甘湯、真武湯などを脈状により使い分ける。半夏白朮天麻湯の脈は水が多いために弦でやや大きくて底が堅い感じ。それでも脾と腎は虚している。苓桂朮甘湯の脈は沈、緊、細である。真武湯の脈は弱である。鍼はいずれの場合も太谿、丘墟または足臨泣、衝陽、飛陽の補法。

何れの証の場合も胆経の陽輔、臨泣、丘墟などを用いるとよい。陽輔だけで目眩が治った例もある。また頭部では当陽（目窓と頭臨泣の中間）、天柱、風池、翳風などを用いるとよい。当陽に置鍼すると脈が大きくなり、同時に目眩が楽になる人もいる。